JN046442

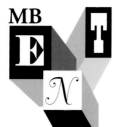

編集企画にあたって……

　インフォームド・コンセント(informed consent)は耳鼻咽喉科・頭頸部外科医にとっても，クリニックでの日常臨床から手術まで非常に重要な概念です．特に耳鼻咽喉科・頭頸部外科分野は，すべての脳神経の機能とかかわり，感覚器外科を扱うため QOL や満足度を要求され，頭頸部癌や気道疾患を扱うため生命にかかわる疾患も多く，嗅覚，視覚，聴覚，平衡感覚，顔面表情，言語，摂食，呼吸など対応する疾患や多様性は益々拡大しています．

　COVID-19 感染で世界中の人々の生活は一変しました．嗅覚障害は COVID-19 感染で高率に発生することから一般の人に特に有名な医学用語になりました．感冒後の嗅覚障害は1年すると6割の方が改善，2年3年と変化もします(東京慈恵医大/森恵莉先生)．アレルギー性鼻炎のみでも国民の半分が罹患しているため難治性で重症例が増加しており様々なアレルギー疾患に影響を与えているため，その知識や対応が要求されます(福井大/意元義政先生)．好酸球性副鼻腔炎は，手術を施行しても高頻度で再発するため，指定難病として中等症以上で医療費が助成されます．2型炎症に著効する抗ヒト IL-4/13 受容体モノクローナル抗体が保険収載となり，難治性副鼻腔炎の治療は大きな転換期を迎えており，様々な治療とエビデンスが紹介されています(滋賀医大/戸嶋一郎先生)．味覚障害も COVID-19 感染で認められ，感冒による末梢受容器障害の可能性が考えられます．亜鉛や鉄欠乏による末梢受容器障害は補充療法に反応し7〜8割の改善が得られるが亜鉛欠乏の場合は最低3ヶ月間は継続します(日本大/田中真琴先生)．超高齢化社会となった日本では難聴患者が急増し補聴器が必要な場合も多いが対応に苦慮することも多く，「効果やリスクの説明と冷静な対応」が重要になります(奈良医大/西村忠己先生)．耳管開放症は診療を敬遠する医師も多いが，頻回に遭遇する疾患であり，診断と耳管ピン手術など多様な治療法と予後について説明する必要があります(日本大/大島猛史先生)．両性発作性頭位めまい症は頻度が高く，的確な診断と患側の責任半規管に応じた自己耳石浮遊置換法が重要となります(大阪市大/角南貴司子先生)．耳下腺腫瘍は良性でも巨大化することや悪性でも組織型が多彩であり，顔面神経麻痺を含め手術の合併症を十分に説明する必要があります(大阪医大/東野正明先生)．内視鏡下咽喉頭手術は患者の負担が少なく益々発展する分野であるが，適応，合併症，術後の注意点とその対応が重要で，守備範囲が広い我々が率先して行うべき手法と考えています(秋田大/川嵜洋平先生)．頭頸部癌の基本主義である頸部郭清術は重要な責任とリスクを伴う手術であり，わかりやすい説明が要求されます(近畿大奈良病院/家根旦有先生)．

　詳細な説明がないまま治療を受けて思わぬ結果で問題となることを避ける目的だけでなく，実際には，患者サイドのみならず，医師サイドにとっても多くの恩恵があることを知る必要があります．①インフォームド・コンセントを行うにあたり，起こりうる問題点をわかりやすく患者さんに説明するための準備，②実際に説明し患者サイドからの様々な質問や疑問に対する事前の解決策，③治療経過や治療結果に対する十分な対応と説明によって，患者と医師の信頼関係が確立し医療行為が成立します．患者サイドの問題提起や要求から新たな課題が発見され，更なる学問の発展とともに患者の恩恵へと繋がることを願っています．

2021 年 1 月

山田武千代

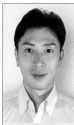

意元　義政
（いもと　よしまさ）

2003年　福井医科大学卒業
　　　　同大学耳鼻咽喉科・頭頸部外科学
2006年　公立丹南病院耳鼻咽喉科
2010〜11年　筑波大学特別研究学生
2012年　福井大学医学部附属病院耳鼻咽喉科・頭頸部外科学, 助教
2013年　同大学大学院医学系研究科博士課程修了
2015〜17年　米国Northwestern 大学に留学
2017年　福井大学医学部附属病院耳鼻咽喉科・頭頸部外科学, 助教

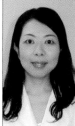

田中　真琴
（たなか　まこと）

2002年　日本大学卒業
　　　　同大学耳鼻咽喉・頭頸部外科学分野入局
2008年　同大学医学部耳鼻咽喉・頭頸部外科学分野, 助手
2014年　同, 助教

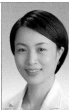

森　　恵莉
（もり　えり）

2003年　筑波大学医学専門学群卒業
　　　　東京慈恵会医科大学耳鼻咽喉科学教室入局
2005年　静岡県富士市立中央病院耳鼻咽喉科
2006年　太田総合病院耳鼻咽喉科
2009年　聖路加国際病院耳鼻咽喉科
2013年　ドイツ, ドレスデン工科大学附属病院耳鼻咽喉科 Smell and Taste Lab 留学
2014年　東京慈恵会医科大学附属第三病院耳鼻咽喉科
2016年　同大学耳鼻咽喉科学教室, 助教
2017年　同, 講師

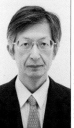

大島　猛史
（おおしま　たけし）

1986年　東北大学卒業
　　　　同大学耳鼻咽喉科入局
1992年　同大学大学院修了
　　　　同大学耳鼻咽喉科, 助手
2001年　米国ミシガン大学留学
2004年　東北大学耳鼻咽喉・頭頸部外科, 講師
2005年　同, 助教授
2007年　同, 准教授
2014年　日本大学耳鼻咽喉・頭頸部外科, 教授

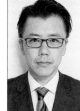

戸嶋　一郎
（とじま　いちろう）

2003年　滋賀医科大学卒業
　　　　同大学耳鼻咽喉科入局
2006年　公立甲賀病院耳鼻咽喉科
2009年　滋賀医科大学耳鼻咽喉科, 助教
2011〜12年　米国Mayoクリニック留学
2012年　滋賀医科大学耳鼻咽喉科, 助教
2017年　同, 講師

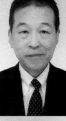

家根　旦有
（やね　かつなり）

1983年　奈良県立医科大学卒業
1985年　八尾市立病院耳鼻咽喉科
1987年　榛原町立病院耳鼻咽喉科
1989年　奈良県立医科大学耳鼻咽喉科, 助手
1996年　同, 講師
2000年　同, 助教授
2009年　近畿大学奈良病院耳鼻咽喉科, 教授
2018年　同病院, 副院長

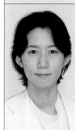

川嵜　洋平
（かわさき　ようへい）

2004年　秋田大学卒業
　　　　市立秋田総合病院初期研修
2006年　秋田大学耳鼻咽喉科入局
2010年　同大医学部大学院課程修了
　　　　同大学, 助教
2011年　ドイツ, ドレスデン工科大学付属病院 Oncoray 留学
2018年　秋田大学耳鼻咽喉科, 講師

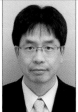

西村　忠己
（にしむら　ただし）

1997年　奈良県立医科大学卒業
　　　　同大学耳鼻咽喉科入局
2003年　同大学耳鼻咽喉科, 助手
2007年　同大学耳鼻咽喉科・頭頸部外科, 助教
2014年　同, 学内講師
2016年　同, 講師

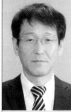

山田　武千代
（やまだ　たけちよ）

1989年　福井医科大学卒業
1994年　同大学大学院医学研究科修了
1996年　同大学医学部耳鼻咽喉科・頭頸部外科, 助教
2000年　米国カリフォルニア大学ロスアンゼルス校（UCLA）（文部省在外研究員）
2003年　福井大学医学部耳鼻咽喉科・頭頸部外科, 講師
2015年　同, 准教授
2017年　秋田大学医学部耳鼻咽喉科・頭頸部外科, 教授

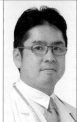

角南　貴司子
（すなみ　きしこ）

1993年　大阪市立大学卒業
　　　　同大学耳鼻咽喉科入局
1999年　同大学大学院修了
　　　　同大学大学院医学研究科耳鼻咽喉病態学, 助手
2004〜05年　ドイツ, ミュンヘン大学神経内科留学
2005年　大阪市立大学大学院医学研究科耳鼻咽喉病態学, 講師
2017年　同, 准教授
2019年　同, 教授

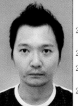

東野　正明
（ひがしの　まさあき）

2000年　大阪医科大学卒業
　　　　同大学耳鼻咽喉科入局
2006年　同大学大学院修了
2007年　国立病院機構大阪医療センター耳鼻咽喉科・頭頸部外科
2010年　大阪医科大学耳鼻咽喉科・頭頸部外科, 助教
2012年　大阪府済生会中津病院耳鼻咽喉科・頭頸部外科
2013年　大阪医科大学耳鼻咽喉科・頭頸部外科, 助教
2015年　同, 講師(准)
2017年　同, 講師

CONTENTS

患者満足度 up！
耳鼻咽喉科の適切なインフォームド・コンセント

編集企画／山田武千代
秋田大学教授

Monthly Book ENTONI　No. 255/2021. 3　目次

編集主幹／小林俊光　曾根三千彦

【ENTONI®（エントーニ）】
ENTONIとは「ENT」（英語の ear, nose and throat：耳鼻咽喉科）にイタリア語の接尾辞 ONE の複数形を表す ONI をつけ，耳鼻咽喉科領域を専門とする人々を示す造語．

Monthly Book
エントーニ
ENTONI
No.236

大好評

MB ENTONI No.236　2019年9月　増大号
174頁　定価5,280円（本体4,800円＋税）

早わかり！
耳鼻咽喉科診療ガイドライン，手引き・マニュアル―私の活用法―

編集企画　順天堂大学名誉教授　市川銀一郎

すでに精読した先生方は内容を再確認するため、またこれから読もうとする先生方にはまずその概略を知っていただくために、各分野に造詣の深い先生方に解説いただき、私の利用法も掲載！！

☆ CONTENTS ☆

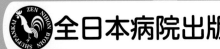
全日本病院出版会　〒113-0033 東京都文京区本郷 3-16-4　Tel：03-5689-5989
www.zenniti.com　Fax：03-5689-8030

MB ENT, 255：1-7, 2021

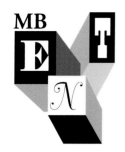

嗅覚障害の治療における
インフォームド・コンセント

森　恵莉*

Abstract　嗅覚障害の原因疾患が，鼻副鼻腔疾患とそれ以外とで治療法や経過・予後が大きく異なる．特に，感冒後嗅覚障害については，静脈性嗅覚検査に反応がなくても複数年かけて改善しうるため，早期に諦めるような言葉をかけてはならない．一方，鼻副鼻腔疾患では，静脈性嗅覚検査に反応がなければ，手術治療による効果の期待は下がるため，過度の期待をさせるような言葉は慎むべきである．嗅覚障害がメインの副鼻腔炎の治療については，病態や治療について熟知し，最新の情報を取り入れて治療にあたるべきである．また，治療方針を決定するのは医療者ではなく，あくまでも患者であるが，改善率や予後を伝え，ニーズに合わせて治療決定への後押しをすることも重要である．

嗅覚に対する関心が近年強まり，嗅覚障害の臨床研究においても，広がりと進歩が目覚ましい．正しく，新しい情報を得て日常診療へ反映することで，より患者満足度を上げることが可能になる．正しい医療情報サイトの情報提供も，患者の理解を深めることにつながるため，有効利用したい．

Key words　インフォームド・コンセント（informed consent），医療情報サイト（medical information site），嗅覚刺激療法（olfactory training），予後（prognosis）

はじめに

患者満足度の高い診療とは，筆者にとっては，患者から「この医師に出会えて良かった」と感じてもらえることであると考えている．当院では，2009 年春より嗅覚専門外来を開設し，年間 250 人を超える嗅覚障害の初診患者を診察してきている．嗅覚障害を主訴に来院される患者は，実は孤独感や気持ちの落ち込み，そして不安が強い[1]．そのためか外来において本心を語ることができない患者も中には存在する．嗅覚障害の理由が知りたい，嗅覚障害を治したい，治るのか知りたい，という疑問から，将来認知症になるのが心配，と，一部の情報に惑わされて不安になってしまう方など，わざわざ外来を受診して来られる理由がそれぞれに存在する．

何を不安に感じて受診したのか，問診から汲み取り，せめてその不安を取り除く道筋をつけるのも主治医の役目と思い，筆者は診療している．そのため，まず患者が困っていること，それを一緒に探究して解決していきましょうと，患者に寄り添う気持ちが大事な一歩となると考えている．その対処法の選択肢の 1 つとして嗅覚検査は重要な位置を占めている．嗅覚障害の治療法は決して多くはないが，鑑別すべき疾患は多岐にわたる．検査を施行しても，その後の治療方針の決定に影響しないこともあるが，検査により，重要な疾患の発見のきっかけとなることもあり，また患者が安心する 1 つの選択肢となり得る．さらに，においの種類によって閾値や同定能が異なる場合があるので，筆者は嗅覚トレーニング（後述）を指導する際の目安にしている．

*　Mori Eri，〒 105-8461　東京都港区西新橋 3-25-8　東京慈恵会医科大学耳鼻咽喉科学教室，講師

このように，嗅覚検査の結果から，患者と一緒に現状を確認したり，今後の方針を語り合ったりすることは，患者の不安を少しでも解消することへの手助けになり，満足度や治療コンプライアンスを向上し，その流れの中にインフォームド・コンセント（informed consent；IC）は存在する．本稿では嗅覚障害の患者が知りたいことを何点かピックアップし，現状において筆者が行っているICの工夫を，例を挙げて紹介する．

診察前に，詳細な問診票を渡しておく

嗅覚障害患者に対するICは患者と対面する前から既に始まっている．医師は自分の話を聞いてくれるだろうか，理解してくれるだろうか，と患者は最初，大きな不安を持っている．また，感覚器の症状は自覚的な症状に頼る点が大きく，自覚症状と他覚所見とが乖離することもある．予め病院書式の一般的な問診票のみならず，嗅覚障害特有の自覚症状アンケートなどにて，診察前に情報収集をしておくと良い．日常のにおいアンケートは日本鼻科学会嗅覚検査検討委員会が制定した内容で，嗅覚検査が施行できない医院においても，自覚症状の程度評価が可能になる[2]．また，職業歴や趣向などから有機溶媒や化学薬品などの使用歴有無の聴取は，嗅覚障害の原因となり得るので，重要な問診事項である．

どうして嗅覚障害になったのでしょうか？

2017年にEuropean and International Rhinologic Societyからは嗅覚障害についてのPosition paperが[3]，そして日本鼻科学会からは本邦が世界に先駆けて初めて発刊した嗅覚障害診療ガイドラインが[4]発表された．その中で，嗅覚障害は，障害部位によって，大きく① 気導性，② 神経性，③ 中枢性嗅覚障害に分類された．オーバーラップして生じることもある．鑑別方法や行う検査の詳細についてはガイドラインを参照いただくこととして，以下に簡潔にまとめる．

① 気導性嗅覚障害

鼻副鼻腔において物理的な障害により，におい分子が嗅上皮に到達できずに生じる．嗅覚障害を主訴に耳鼻咽喉科を受診する患者の中でもっとも頻度が高いのは，慢性副鼻腔炎によるこの気導性嗅覚障害である．特に，好酸球性副鼻腔炎[5][6]は，その他の副鼻腔炎と比較して特に嗅覚障害が強い[7]．

② 神経性嗅覚障害

嗅上皮や嗅神経自体の障害を，神経性嗅覚障害とされている．感冒後嗅覚障害では，主にウイルス感染により，嗅上皮の恒常性が破綻したり，嗅粘膜組織が傷害されたりするために発症する．外傷性嗅覚障害で，脳挫傷や脳振盪などにおいて篩板周囲の嗅糸が損傷・断裂する場合はこちらに含む．

③ 中枢性嗅覚障害

嗅球から嗅索，大脳前頭葉に至る頭蓋内の障害による中枢性嗅覚障害は，外傷性も含む神経変性疾患，脳腫瘍や脳梗塞に伴う．Parkinson病や認知症などの神経変性疾患も早期に嗅覚障害が出現することが知られている．脳挫傷によって二次的に炎症が波及して起こる場合は，遅発性に嗅覚障害をきたすこともある．

筆者は上記の内容を，タブレットにて鼻副鼻腔の模式図を示しながら患者の病態説明をしている．また，予め患者に事前情報として待ち時間に信頼性のあるWebサイト（お医者さんオンライン https://www.premedi.co.jp/お医者さんオンライン，など）を提供することで理解が得られやすくなる[8]．患者に説明する際には以下のように簡易な言葉を使用して説明している．

においを感じる仕組みとして，においの分子が鼻の中にあるにおいの神経に届くことから始まります．においの神経はにおいの分子をキャッチし，その信号を脳に伝えています．脳で良いにおいなのか嫌なにおいなのか，何のにおいか，判断しています．嗅覚障害の原因は様々です．原因となっ

ている病気によって治療法が異なります．原因としては，以下のおおまかに3つに分けられ，重なることもあります．
1）においの分子が，においの神経に届かない
2）においの神経がだめになっている
3）脳がだめになっている
あなたの原因は，○○あるいは○○が考えられます．

どのくらい悪いのでしょうか？

2008年に報告された全国調査では，保険適用となっている基準嗅力検査や静脈性嗅覚検査を実施したうえで治療を行っている医育機関は半数に満たしていなかった[9]．しかし，他の感覚器同様，嗅覚においても評価を行うことの重要性の理由として2点挙げられる．1つ目は患者の自覚症状と実際の嗅覚機能は乖離することがある点である．2つ目は，前述のように，評価を行うことで，患者満足度の向上につながる点である．筆者は日本鼻科学会嗅覚検査検討委員会で制定されている平均認知域値による障害程度の分類に添って，結果をわかりやすく伝えている．

さらに，基準嗅力検査において，平均検知域値と認知域値の乖離は，中枢性嗅覚障害を疑う所見であり，原因が明確でない場合は，頭蓋内疾患も鑑別に挙げ，さらなる精査の選択肢を広げることができる．ただし，初めてお会いする患者に対しては逆に不安を煽る恐れもあるので，初回でむやみに伝えることは行っていない．

検査時：嗅覚は，ご自分が感じられているよりも，悪いことも，良いこともあります．においの種類によっても感じ方が異なります．どのくらい嗅げているのか，検査を通して評価をすることで現状がわかります．
嗅覚脱失：検査した5種類のにおいについては，もっとも濃い濃度にしても嗅げていませんでした．
嗅覚低下：正常が4，全くの無臭が0の5段階と

すると，あなたの障害程度は1の高度障害の状態です．

変化は感じますが，良くなったか自信がありません．

治療効果の判定は，その後の治療コンプライアンスを上げるためにも，患者との情報共有のための架け橋としても重要であると考えている．2回目以降の通院になってくると，患者との距離も少しは縮まってくる．基準嗅覚検査の結果には日本鼻科学会嗅覚検査検討委員会で制定された改善基準があるが，患者に説明する場合，筆者は，VASや日常のにおいアンケートを参考にして少しでも変化があった点をピックアップして，前向きに伝えるようにしている．

認知域値の改善：前回から飛躍的に改善していますね．
検知域値の改善：前回全くかげていなかったのが，今回は何かにおいを感じるようになりましたね．まずは第一歩進みましたね．
変化がない：前回とあまり大きな変化はなかったのですが，においの神経の再生は月単位かかりますので，次回また変化を期待しましょう．
悪　化：前回よりもにおいが感じにくい状況のようですが，前回受診されて以降，何か身の回りで気になる変化はございましたか？　嗅覚は様々なことに影響を受けますので，今回の検査だけで一喜一憂する必要はありません．次回の検査で再度確認してみましょう．
数年改善の余地がみられない場合：横ばいの状態が続いていますね．においの神経もだいぶ長い間働いていないので，脳もにおいを忘れてきてしまっているかもしれません．

たとえば，VASや日常のにおいアンケートの結果が低い患者は自信がないことがあるため，「ご自身が感じていらっしゃるよりは」を枕詞にして，結果の説明については以下のように伝えてい

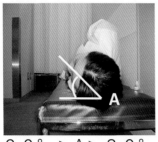
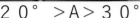
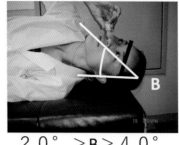

※写真は右鼻に点鼻する際の体の角度です。
左鼻に点鼻する際には右肩を下に変えてください。
両鼻1日2回 各鼻1回2〜3滴ずつ点鼻し,数分待ちます。

20°＞A＞30° 20°＞B＞40°
点鼻後はうがいを

図 1.
枕なし点鼻法
（Kaiteki method）

る．逆に自信のある患者の嗅覚結果が思わしくな
かったとしても,「私自身も, この検査をすると
思ったよりできなくて落ち込みました」と検査結
果がすべてではないことを伝えることもしている．
このように, 患者からの一方的な症状の訴えに合
わせる診療ではなく, 嗅覚検査の結果を元に,
淡々と説明するだけではなく, 患者と対話するこ
とが良好な信頼関係を築くには大事なことである．

ただし, 嗅覚検査を行うためには, 環境や人材
を整える必要があり, どこの施設でも行えるもの
ではない. そのため, 嗅覚障害を主訴に来院され
た場合, まずは鼻副鼻腔疾患の鑑別を行い, 場合
によって, 嗅覚の評価が可能な後方病院へ紹介す
ることも考慮し, 患者に選択肢として初めに提示
するほうが良い. 後に患者が嗅覚検査の存在を
知った時に, 保険適用で可能な検査を受けられな
かった, あるいは検査が存在することを教えても
らえなかった, と思われかねないからだ.

処方されたけれど, 何の薬でしょうか？
薬をどう使用したら良いのでしょうか？

処方箋を出した後, 薬の詳細や使用法について
は薬剤師に説明を委ねることは多い. しかしなが
ら, 嗅覚障害で処方する場合, 医師から特に注意
して説明しておくべきは以下の2点である.
① 滴下式ステロイド点鼻薬使用方法
② 漢方薬の当帰芍薬散使用時, 特に男性に処方す
る場合

① 点鼻薬であっても副作用をきたし得ること
と, また, その方法についてのIC は必要である.
処方されただけでは, 患者の自己判断あるいは薬
剤師による説明から, 点眼薬の使用と同じ体位,
あるいは懸垂頭位を取るなど, 各自試行錯誤され
ている. 医師からは説明がなかった, との声を聞
くこともある. 懸垂頭位は同時に両鼻へ点鼻する
ことができるので便利であるが, 実際嗅裂に到達
していなかったり, 飲んでしまったりしている, と
いうことも指摘されている[10]. 献体を使用して開
発された佐賀医大方式の側臥位点鼻法が[11], 健常
成人においても嗅裂に到達し, 首が疲れない「快
適」な点鼻の姿勢ということで「Kaiteki position[12]」
として国際的に認識された. 懸垂頭位で効果がな
かったり, 説明がなされていなかった患者に対し
て, 筆者はこの点鼻法を推奨するようにしてい
る. また, 終了後の含嗽指導も副作用予防のため重
要である. 姿勢については, どうしても言葉によ
る説明のみでは難しいので筆者はパンフレットを
供覧しながら以下のように説明している（図1）.

もしよろしければ, こちらの写真のような点鼻方
法を試してみませんか？ こちらの点鼻方法で
は, 薬が鼻の真ん中にある鼻中隔を伝って入って
いくので比較的楽な姿勢で点鼻が可能です. こち
らの写真は右に点鼻する際の姿勢です. 左肩を
下にして, 顔を20°回旋, 顎を20°上げて上のほう
の鼻筋に向かって点鼻をしてください. 反対側の

鼻は逆に右肩を下にしてください．終わったら必ずうがいを忘れないでください．ステロイドを飲むことになり，副作用がより出やすくなります．

② 感冒後嗅覚障害に対する漢方薬の当帰芍薬散の効果は期待されている[4]．しかし，投与を行う場合，添付文書上には月経困難症や更年期障害などに適応症があると記載されているため，特に男性の患者の中には処方ミスだと指摘され，ご立腹されることもある．このような行き違いが起こらないためにも，なぜこの薬を処方するのかは説明したほうが良い．筆者は，以下のように説明している．

あなたの嗅覚障害の原因は，風邪のウイルスが，においを感じる神経の全部あるいは一部にダメージを与えて起きてしまっています．今日処方する薬の添付文書には「更年期障害や月経困難症」に効く薬ですと書かれておりますが，においの神経の再生を助けてくれる効果が期待されておりますので，使ってみましょう．

手術をすれば嗅覚は戻りますか？薬はもういらないのですか？

鼻副鼻腔疾患に伴う嗅覚障害にはステロイドホルモンの使用や手術加療が行われている．高度な嗅覚障害の要因としては，強い篩骨洞病変や嗅裂ポリープの存在が言われている[7]．すなわち，物理的ににおい分子が嗅上皮に到達できないため，主に気導性嗅覚障害をきたすと考える．ただ，病態が長期化することで，気導性のみならず，嗅粘膜そのものの障害を受け，嗅神経性嗅覚障害もきたす恐れもあり，適切な時期に治療介入が必要になる[13]．また，嗅覚障害を引き起こす副鼻腔炎の病態は複雑であり，病態は必ずしも1つではない[14)15]．好酸球性副鼻腔炎に代表するように，手術後も嗅覚障害を繰り返す病態も中には存在するため，手術を行う目的や改善率と予後については

予め話しておくと良い．なお，慢性副鼻腔炎の治療予後評価としては，静脈性嗅覚検査は有用であり，これに反応がなかった患者はやはり嗅覚の改善は厳しいことを予め伝えておくと良い[16]．より詳細内容については，好酸球性副鼻腔炎の項目をご参照いただきたいが，筆者が手術を導入する際に患者に伝えている内容を以下に示す．

嗅覚障害の，手術による改善率は報告によって幅が広いです．（その中で，当院の治療成績は現状○○％です．）鼻は常に外からの刺激を受けているところなので，副鼻腔炎の病態は1つではなく，手術後も変化します．私たちが手術で治療できるのは，曲がったり狭くなっている鼻の中の形を整えて通りを改善させ，炎症によって腫れた病変を取り除いてくことです．そのため，体質や周りの環境によっては手術後もまた同じ環境になっていく方もいます．いったん鼻の中の病変を一度リセットして，直接鼻の中に薬が届きやすくなる環境を作ってあげることで，より良い状態で，コントロールしていくために手術を行うつもりでいてください．ただし，においの粘膜が回復するまでに数ヶ月くらいかかりますので，鼻が通ってからしばらく時間差が出ますのでご了承ください．

いつ頃良くなるのですか？

嗅覚障害の原因疾患によって，予後は全く異なるため，患者を絶望的な気持ちにさせない，不安を煽らないようにするためにも，早々に治療はありません，ということだけは避けたい．2009～2015年度の7年間に，当院へ嗅覚障害を主訴に来院した1,472人（男性709人，女性763人，平均年齢53.5±30.8歳）の疾患の内訳は，慢性副鼻腔炎が56.3％（829人），次いで感冒後嗅覚障害が13.9％（205人），外傷性嗅覚障害が4.4％（65人）の順で続いた[17]．原因が特定できない特発性嗅覚障害は16.3％（240人）と比較的多かった．なお，筆者は患者に病名を伝える際には，「原因不明」と

は言わず，患者に不安を与えないためにも「特発性」と表現している．

当院における205人の感冒後嗅覚障害の改善率は治療開始後平均9ヶ月で58.3%で，長期の病悩期間かあるいは初診時基準嗅覚検査のスカトールの結果が悪いと予後が悪かった[18]．外傷性嗅覚障害の改善率は治療開始後平均20ヶ月で48%で，女性のほうが予後が良かった[19]．また，5年以上の経過を追えた特発性嗅覚障害の患者11例中2例が後にParkinson病を発症した[20]．特発性嗅覚障害は，三大原因と比較すると原因を突き止めることに難渋するが，頻度は低いものの，神経変性疾患や脳腫瘍を含めた中枢性疾患が存在していることもあり，原因が特定できない高度嗅覚障害については，頭蓋内病変鑑別のため，頭部MRIや神経内科依頼も患者や家族と相談しておくべきであると考える．

> **感冒後**：時間がかかりますが，1年すると約6割の方が改善しています．2年後，3年後と変化もしますので，気長に見ていきましょう．
> **外傷性**：時間がかかって，2年で半分の方が少しかげるようになりますが，完全に元に戻るのは残念ながら厳しいでしょう．
> **特発性**：原因が特定できないので治療の手立てが難しいのですが，ごくまれに頭の病気でなる方もおられますので，頭の検査を追加で行うことも相談しましょう．

良くなるために自分でできることはないでしょうか？

感冒や頭部外傷による嗅神経性および中枢性嗅覚障害に対しては強く推奨されている治療法はないが，2009年にHummelら[21]がolfactory trainingを発表して以降，同様の手法を用いた研究結果が報告されており，欧州および本邦のガイドラインでも紹介されている[3)4)]．Phenethyl alcohol(バラ)，eucalyptus(ユーカリ)，citronella(レモン)，

表1．自宅で気を付けていただくこと

・鼻呼吸を意識する．
・食べものを口にする前に，においをかぐ．
・家に帰ったら，くつやくつ下のにおいをかぐ．
・トイレが終わった後，においをかぐ．
・何もにおわなくても，どんなにおいだったか思い出しながら，かいでみる．
・ミントやハッカなどを1日に1回はかぐ．
・日常のにおいアンケートで最近かいでいないかおりをかぐように心がける．
・禁煙を心がける．

eugenol(クローブ)の4種類の嗅素を1日2回朝晩10秒程度かぐだけである．日本においてはこれらを嗅覚刺激療法と呼んでいるが，感冒後嗅覚障害にもっとも効果があり，外傷後嗅覚障害に対しても一定の効果が示唆されている[22]．特に，大きな副作用もなく，患者が自分でできるため，今後本邦でも広まるであろう．

筆者も，患者へパンフレットを渡して積極的に生活指導を行っている(表1)．中でも，日常のにおいアンケート[2]は正に日本人が日常的にかぐ香り20選が書かれているため，これらを参考にしてかぐように指導すると丁度良い．コンプライアンスやその効果はまだこれから検証すべき点であるものの，社会的に啓発を行うことで障害後の受診遅延を防ぐこと，投薬していて効果がないからといって，月単位で諦めるのは時期尚早であり，少なくとも年単位で経過をみていくことなどが必要があると考える．

さいごに

医療技術が高度に進化・多様化し，患者の自己決定権尊重の思想の高まりとIC要請が主張されるようになってきている．もっとも大事なことは，患者が自らの状況を正しく認識して，前向きに闘病できることであり，また患者にとって最適な治療を受けることができるよう支援をすることに，医療者が生きがいを感じることである．また，不適切な医療情報サイトによる誤った情報により，適切な治療が受けられない患者が存在している現状があり，問題である．今後は適切な情報を判断し，患者と医療者がともに協力し合い，良好な信頼関係を構築し，より良い医療が施されるよう環境や制度が整うことを期待する．

参考文献

1) Sivam A, Wroblewski KE, Alkorta-Aranburu G, et al：Olfactory Dysfunction in older adults is associated with feelings of depression and loneliness. Chem Senses, **41**：293-299, 2016.

2) 都築建三, 深澤啓二郎, 竹林宏記ほか：簡易な嗅覚評価のための「日常のにおいアンケート」. 日鼻誌, **48**：1-7, 2009.

3) Hummel T, Whitcroft KL, Andrews P, et al：Position paper on olfactory dysfunction. Rhinology, **25**：1-30, 2017.

4) 三輪高喜, 池田勝久, 小河孝夫ほか：嗅覚障害診療ガイドライン. 日鼻誌, **56**(4)：487-556, 2017.

5) 春名眞一, 鴻 信義, 柳 清ほか：好酸球性副鼻腔炎. 耳展, **44**：195-201, 2001.

6) 藤枝重治, 坂下雅文, 徳永貴広ほか：好酸球性副鼻腔炎(JESREC Study). アレルギー, **64**：38-45, 2015.

7) Mori E, Matsuwaki Y, Mitsuyama C, et al：Risk factors for olfactory dysfunction in chronic rhinoisinusitis. Auris Nasus Larynx, **40**：465-469, 2013.

8) 森 恵莉「嗅覚障害」お医者さんオンライン, 永井良三, 大曲貴夫, 神田善伸ほか：プレシジョン, https://www.premedi.co.jp/お医者さんオンライン/h01909

9) 三輪高喜, 志賀英明, 塚谷才明ほか：嗅覚研究・臨床の進歩—嗅覚検査の現状と展開—. 日耳鼻会報, **111**：399-404, 2008.

10) Scheibe M, Bethge C, Witt M, et al：Intranasal administration of drugs. Arch Otolaryngol Head Neck Surg, **134**：643-646, 2008.

11) 宮崎純二, 松下英友, 山田昇一郎ほか：嗅覚障害患者に対する新しい効果的点鼻法. 耳鼻臨床, **97**：697-705, 2004.

12) Mori E, Merkonidis C, Cuevas M, et al：The administration of nasal drops in the "'Kaiteki'" position allows for delivery of the drug to the olfactory cleft：a pilot study in healthy subjects. Eur Arch Otorhinolaryngol, **273**：939-943, 2015.

13) 松脇由典, 鴻 信義, 満山知恵子ほか：慢性副鼻腔炎による嗅覚障害の予後不良因子. 耳展, **57**：124-132, 2014.

14) Wei B, Liu F, Zhang J, et al：Multivariate analysis of inflammatory endotypes in recurrent nasal polyposis in a Chinese population. Rhinology, **56**：216-226, 2018.

15) Tomassen P, Vandeplas G, Van Zele T, et al：Inflammatory endotypes of chronic rhinosinusitis based on cluster analysis of biomarkers. J Allergy Clin Immunol, **137**：1449-1456, 2016.

16) 宇野匡祐, 森 恵莉, 松原由典ほか：静脈性嗅覚検査に反応しない嗅覚障害例の予後についての検討. 耳展, **57**：316-321, 2014.
   Summary 静脈性嗅覚障害に反応しなくても, 感冒後早期の嗅覚障害は改善する場合があるので, 治療を諦める必要はない.

17) 米澤 和, 森 恵莉, 弦本結香ほか：嗅覚障害に対する嗅覚機能評価の重要性について. 医学検査, **68**：302-307, 2019.

18) 永井萌南美, 森 恵莉, 杉田佑伊子ほか：感冒後嗅覚障害の嗅素別評価と予後について. 耳展, **61**：150-156, 2018.
   Summary 感冒後嗅覚障害と診断された109人の治療開始9ヶ月後の改善率は58.3%であり, 病悩期間が長く, 初診時スカトールの結果が悪いと予後に影響する.

19) 鄭 雅誠, 森 恵莉, 関根瑠美ほか：外傷性嗅覚障害における治療改善因子. 日鼻誌, **57**：581-589, 2018.
   Summary 外傷性嗅覚障害において, 半年以上経過観察できた患者の改善率は19%, 軽快したのは29%であった.

20) 弦本結香, 森 恵莉, 関根瑠美ほか：嗅覚障害患者の長期予後と神経変性疾患の発症について. 日鼻誌, **58**：47-53, 2019.
   Summary 特発性嗅覚障害の患者を5年以上経過を追ったところ, 11人のうち2人に神経変性疾患が発症していた.

21) Hummel T, Reden KRJ, Hähner A, et al：Effects of olfactory training in patients with olfactory loss. Laryngoscope, **119**：496-499, 2009.
   Summary 神経性嗅覚障害の患者に対し, バラ・ユーカリ・レモン・クローブの4種類を10秒程度12週間, 朝晩2回嗅がせると嗅覚が改善する.

22) Konstantinidis I, Tsakiropoulou E, Bekiaridou P, et al：Use of olfactory training in post-traumatic and postinfectious olfactory dysfunction. Laryngoscope, **123**：85-90, 2013.

好評書籍

みみ・はな・のど

感染症への上手な
抗菌薬の使い方

－知りたい、知っておきたい、知っておくべき使い方－

編集／鈴木　賢二

藤田保健衛生大学医学部名誉教授
医療法人尚徳会ヨナハ総合病院院長

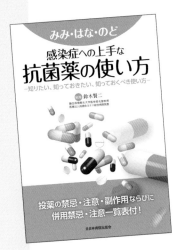

B5 判　136 頁　定価 5,720 円（本体 5,200 円＋税）
2016 年 4 月発行

耳鼻咽喉科領域の主な感染症における抗菌薬の使用法について、使用にあたり考慮すべき点、疾患の概念、診断、治療等を交えながら、各分野のエキスパート達が詳しく解説！

投薬の禁忌・注意・副作用
ならびに併用禁忌・注意一覧付き！！

目　次

全日本病院出版会　〒113-0033 東京都文京区本郷 3-16-4　Tel：03-5689-5989
www.zenniti.com　Fax：03-5689-8030

MB ENT, 255：9-16, 2021

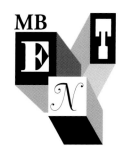

アレルギー性鼻炎の治療における インフォームド・コンセント

意元義政*

Abstract　アレルギー性鼻炎の罹患率は年々上昇しており，特にスギ花粉症患者の増加率に拍車がかかっている．患者の低年齢化も問題となっており，幅広い年齢層の患者が耳鼻咽喉科を受診する原因疾患となっている．アレルギー性鼻炎の診断は比較的容易に行われるが，適切な治療が行われないと症状が十分に改善せず，睡眠障害，学業や仕事効率の低下など日常生活に直結した弊害をもたらす．患者自身がこれらのことを十分認識せず治療を受けていることもあり，治療の際にはこれらのことを踏まえる必要がある．治療効果や治療の必要性について十分なインフォームド・コンセントを行うと，治療に前向きになる患者も多い．本稿ではアレルギー性鼻炎で比較的多く処方される薬剤の注意点，近年普及してきているアレルゲン舌下免疫療法，そしてアレルギー性鼻炎に伴う鼻以外の症状について概説する．

Key words　罹患率（incidence rate），ヒスタミンH受容体拮抗薬（histamine H receptor antagonist），舌下免疫療法（sublingual immunotherapy），抗 IgE 療法（anti-IgE therapy）

はじめに

　アレルギー性鼻炎は，くしゃみ，水様性鼻漏，鼻閉といった症状から連想される本邦では比較的広く知られている疾患である．ダニやハウスダスト，真菌などが原因の通年性アレルギー性鼻炎と，スギ花粉症といった季節性アレルギー性鼻炎に大別され，ヒスタミン H_1 受容体拮抗薬，鼻噴霧用ステロイド，ロイコトリエン受容体拮抗薬，アレルゲン免疫療法，抗 IgE 抗体療法など様々な治療薬が存在している[1]．近年では医師の処方箋がなくても薬局などで購入できる OTC 医薬品も存在する．アレルギー性鼻炎は生命に直結するような疾患ではないが，未治療であったり，症状が十分にコントロールされないと，睡眠障害，学業や仕事効率の低下など，日常生活に様々な影響を及ぼす[2]~[4]．特に，本邦で問題となるスギ花粉症は，症状が出現する 2~4 月にかけては受験や就職にかかわる重要な時期である．患者自身が症状に慣れてしまい，通院が途絶えてしまったり，同一薬剤を長年処方されているようなケースも散見する．

　アレルギー性鼻炎の患者数は近年増加傾向にある[5][6]．また，患者年齢層の低年齢化も指摘されている．特に，スギ花粉症ではその傾向が顕著であり，患者数の増加には歯止めがかかっていないのが現状である[7]．アレルギーの感作や発症には遺伝的素因，抗原曝露，環境因子などの様々な因子が関与する．アレルギー性鼻炎は自然寛解が少ないとされる疾患であり，その結果患者数が増加していくことも一因であるが，抗原量の増加に起因する点が大きいと考えられている[1]．原因となる抗原はダニやほこり，真菌，花粉，昆虫など様々なものが存在し，日常生活に密接に関連しているため，原因となる抗原について（原因抗原の明確化），その抗原に対する対応（抗原の除去，曝露の回避），そして何より患者がいかに前向きに治療に臨めるかといった点のインフォームド・コンセントは重要である[8]．

*Imoto Yoshimasa, 〒910-1193 福井県吉田郡永平寺町松岡下合月 23-3　福井大学耳鼻咽喉科・頭頸部外科学，助教

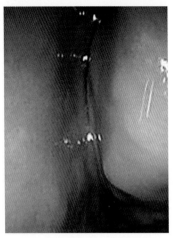

図 1. アレルギー性鼻炎患者
　　の鼻内所見
　　未治療のため腫脹した下鼻
　　甲介粘膜

治療について

1．症状の評価

　アレルギー性鼻炎の治療の目標は，症状を十分に抑制し，日常生活に支障のない状態を維持することである．治療ではガイドラインに沿った適切な対応が必要である[1)9)~11)]．成人では鼻の症状を把握することは比較的容易であるが，小児では困難となる場合が多い．重症化してから受診するケースも稀ではない（図1）．小児の鼻の症状を把握するには，『どのような時期，時間帯』に『どのような症状を認めているか』を保護者に詳細な問診をする必要がある．例えば，『就寝時にくしゃみや水様性鼻漏を認めるか』『鼻閉で夜間に頻回に目を覚ましたり，いびきをかきやすいか』『掃除をしている最中に鼻の症状を認めるか』『外出するとくしゃみや水様性鼻漏が出現し，夜間に鼻閉で眠れないか』といった具体的な質問をすると保護者にもわかりやすい．また，気管支喘息のような他のアレルギー疾患の合併症についての問診も重要である．経時的な症状の変化を把握するために，日本アレルギー性鼻炎標準 QOL 調査票（JRQLQ）や鼻アレルギー日記などが有用である[1)10)]．JRQLQは症状や日常生活への支障度が0~4の5段階で評価でき（図2），総括的な状態については表情表記されているため，患者にもわかりやすい評価方法と

なっている．再診の際に症状の悪化や改善が認められない場合は，内服状況を確認のうえ，処方の変更を考慮したほうがよい．また，visual ana-logue scale（VAS）を用いた評価方法も有用であり（図2）[12)]，VAS表記で5以上では治療のステップアップを考慮することが提唱されている[11)13)14)]．患者自身にわかりやすい症状の表記方法を提示することで，患者自身が症状の変化を把握でき，治療を前向きに行うことができる．

2．原因抗原

　アレルギー性鼻炎の原因となる抗原は上述のように様々なものが存在しているため，どの抗原に反応するかということを検査で明確にしておく．治療の原則は抗原の除去と回避であるが，どの抗原がどの時期に多くなるか，ということを患者自身が把握しておくことが重要である．通年性アレルギー性鼻炎の代表的な原因抗原はダニである．家庭内におけるダニは，チリダニ科のヤケヒョウヒダニとコナヒョウヒダニがもっとも多く，気温と湿度の上昇がダニの増殖に影響している．これらのダニは夏に繁殖するが，抗原はダニの糞中や死骸に含まれるため，抗原量は夏から秋にピークを迎える．さらに秋・冬用の布団に替えるときにも症状が悪化する患者も多い．自宅でできる対策として，掃除機掛けは週に2回以上行う，ホコリのたちやすい場所では拭き掃除後に掃除機をかける，部屋の湿度を45%以下，室温を20~25℃に保つようにする，換気をよく行う，枕やシーツ，布団カバーを定期的に洗濯する，といったことが重要であり，受診の際には啓発をしておくとよい．

　スギ花粉症であれば2月からスギ花粉飛散が開始するが，地域により飛散開始日や飛散量が異なること，また気象条件により大きく影響を受ける．近年各地域のスギ花粉飛散用法がインターネットなどで容易に知ることができるようになった．これらによりスギ花粉については毎日の気象状況とスギ花粉飛散情報を把握するとともに，外出時のマスクやメガネの着用，帰宅時に衣類や髪に付着した花粉を払い落す，スギ花粉飛散の多い

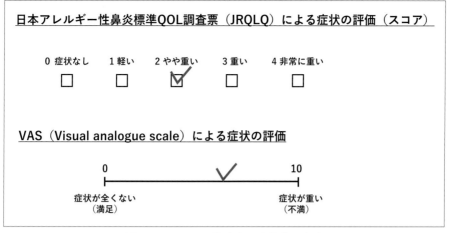

図 2. アレルギー性鼻炎の症状表記方法

日には洗濯物を外で干さないといった具体的な対策を提示するとよい．小児においてもスギ花粉症が増加していることから，外来待合室などで簡易な図を用いて掲示しておくと説明がわかりやすい．スギ花粉飛散時期は耳鼻咽喉科外来患者数が多い繁雑な時期であるが，これら日常のセルフケアは症状の悪化防止につながり，治療効率の改善にもつながるため，説明はしっかりしておく．

3．ヒスタミン H_1 受容体拮抗薬

第2世代ヒスタミン H_1 受容体拮抗薬は鼻アレルギー診療ガイドラインで推奨され，治療の中心となっている[1)10)]．第1世代ヒスタミン H_1 受容体拮抗薬は，効果の持続時間が短く，中枢抑制作用による眠気，鎮静作用，認知能力低下や，抗コリン作用による口渇や尿閉，胃腸障害が問題となっていたが，第2世代ヒスタミン H_1 受容体拮抗薬はこれらの点が改善された薬剤である．第2世代ヒスタミン H_1 受容体拮抗薬はすでに30年以上の歴史を持ち，様々な薬剤が開発されてきた．脳内ヒスタミン H_1 受容体占拠率の違いにより鎮静性と非鎮静性の薬剤に分類され，非鎮静性の薬剤は眠気などの中枢機能への副作用がより少ない[15)]．第2世代ヒスタミン H_1 受容体拮抗薬の中でも比較的鎮静性の強いものがあること，『眠気のある薬＝効果のある薬』と誤った認識をしている患者もいること，そしてOTC医薬品の中に鎮静性の強い成分が含まれているものがあることに十分に配慮しなくてはならない．特に，『添付文書の使用上の注意に自動車運転等の禁止等の記載がある医薬品を処方又は調剤する際は，医師又は薬剤師から患者に対する注意喚起の説明を徹底させること』という通知が2013年に厚生労働省より出された．このため，処方の際には注意喚起の説明が必須である．長期にわたり同一の薬剤を投与している患者にも，内服により眠気やだるさを感じることはないか，受診の際には具体的に問診をしたほうがよい．

4．点鼻薬

点鼻薬としてもっとも多く使用されるのは，鼻噴霧用ステロイド薬である．『ステロイド』という言葉より，全身的な副作用を心配し，継続した使用を控えてしまう患者も存在するが，本邦で承認されている鼻噴霧用ステロイド薬はステロイド含有量が微量であり，全身的な副作用は少ない．鼻噴霧用ステロイド薬の作用効果は比較的速く，確実であり，スギ花粉症の初期治療薬としても用いられるようになった[1)10)]．ヒスタミン H_1 受容体拮抗薬は主に鼻漏，くしゃみに対しては有効であるが，鼻閉についての効果はそれほど強くない．しかし，鼻噴霧用ステロイドとの併用により鼻閉の改善効果が示されており，鼻閉が強い患者にも有効である．点鼻用血管収縮薬は α_1，α_2 交感神経受容体が刺激され，強力な鼻閉改善効果を示す薬剤である．この薬剤の欠点は，連続使用により効果の持続時間が短くなり，使用後に逆に血管が拡張し鼻粘膜の腫脹が生じ，結果として使用頻度がさ

らに増加するといった悪循環に陥りやすいことである．また，OTC薬として患者は容易に入手可能であり，乱用のため鼻閉がかえって増強してから病院を受診することがある．点鼻用血管収縮薬の使用は最小限に控え（例えば屯用や，重症の際には1日2回まで，連続使用期間は10日間までなど），鼻噴霧用ステロイド薬と併用することを説明しなくてはならない．点鼻用血管収縮薬は2歳未満の乳幼児には禁忌であり，注意が必要である．

5．アレルゲン免疫療法

アレルゲン免疫療法は，長期寛解を期待できる唯一の治療方法である．内服薬や点鼻薬などで症状の改善効果が乏しい場合には，患者に勧めたい治療法の1つである．皮下免疫療法(subcutaneous immunotherapy；SCIT)は長い歴史を有し（約100年），これまでのアレルゲン免疫療法の主体であった．しかしながら，頻回に通院が必要で，注射による疼痛のため治療を継続できない患者がいることや，頻度は高くないが全身的副作用のリスクがあることから，近年は舌下免疫療法(sublingual immunotherapy；SLIT)が導入されている[16]～[19]．いずれの治療も数年の治療継続が必要であるが，その効果は治療終了後も数年持続する[20][21]．治療終了後に症状が再燃しても再度アレルゲン免疫療法を再開すれば症状は改善するため，アレルゲン免疫療法開始時にはこの点を説明しておくとよい．

SLITは現在スギ花粉症とダニ通年性アレルギー性鼻炎に対し保険適用となっている．SLITは重篤な全身性の副作用が少ないことや，投与経路が口腔内（舌下）であることからSCITと比べ導入される患者が増えてきている．しかしながら，治療開始時には治療の意義・継続する必要性，効果，副作用などについて十分なインフォームド・コンセントが必要である．これらの点を簡潔にまとめると以下のようになる．

1）治療の意義・継続する必要性について

SLITは開始1年目でも効果が認められるが，3年継続すると症状がさらに抑制されるため[22]～[24]，

3～5年の継続投与が推奨されている．

2）効果について

SLITの効果は約8割程度の患者に有効である一方で，すべての患者に同等に効果があるわけではない．スギ花粉症に対するSLITではヒノキ花粉症に対しては改善しない例が多い．これはヒノキ花粉の主要抗原であるCha o 3がスギ花粉のCry j 4と相同性を有するが，スギ花粉中のCry j 4の含有量が非常に少なく，スギ花粉症に対するSLITではヒノキ花粉症に対する十分な効果が得られないためと考えられている[25]．

3）副作用について

副作用としては，口腔内や口唇の腫脹やかゆみなどがもっとも多く出現し，多くは軽症で，数時間以内に改善することが多い．増量期にはヒスタミンH_1受容体拮抗薬を内服させると副作用が軽くなることがある．副作用はSLITを開始して1ヶ月以内に生じやすく，症状が持続あるいは反復する場合には受診するように説明する必要がある[26]．

4）小児について

重度の鼻閉，鼻汁は睡眠障害や集中力の低下につながり，学業にも大きな支障をきたす．特に，スギ花粉飛散ピーク時期は受験シーズンであり，将来を決める重要な時期である．保護者にはこの点を踏まえ，受験までに一通りの治療を完遂できるように説明すると，治療へ前向きになることが多い．小児においてもアレルゲン免疫療法の有効性は認められている[27][28]．小児はダニの感作率が比較的高く，スギ花粉症についても低年齢化が進んでいるため，治療の重点年齢であるといえる．アレルゲン免疫療法は小児であっても投与量やスケジュールには変更はない．SLITを行ううえで小児特有の問題点としては，上手に舌下投与できるか，そしてなにより安全に治療継続ができるかということである[29][30]．上述のような副作用についての説明は必要であるが，過度の心配をかけることのないよう留意する．

表 1. 花粉と共通抗原性を認める果物と野菜

シラカンバ, ハンノキ(カバノキ科)	バラ科(リンゴ, モモ, サクランボ, ナシ, イチゴ), マタタビ科(キウイ)
ブタクサ(キク科)	ウリ科(メロン, スイカ), バショウ科(バナナ)
カモガヤ(イネ科)	ウリ科(メロン, スイカ), ナス科(トマト)
スギ(ヒノキ科)	ナス科(トマト)

6. 抗体療法

従来の治療薬に加え近年特定の分子をターゲットとした生物学的製剤が様々な疾患に対して適応となってきている[31]. 本邦では重症季節性アレルギー性鼻炎患者に対して, 抗IgE抗体製剤であるオマリツマブが2019年に保険適用承認された. オマリツマブはヒトIgEのCε領域に結合することで, マスト細胞や好塩基球の細胞表面に結合するIgEの数を減少させ, IgE依存性の活性化を抑制する. オマリツマブは気管支喘息や慢性特発性蕁麻疹の治療薬としても承認されている. Okuboらはスギ花粉症患者に対し, 第2世代ヒスタミンH_1受容体拮抗薬と鼻噴霧用ステロイド薬で症状が十分に抑制できなかった患者に対してオマリツマブを投与し, プラセボより上回った効果を報告している[32]. 本邦で保険診療適用となっているが, 処方については, スギ花粉症の的確な診断と前シーズン治療効果と既存治療での不十分な理由の記載などが必要である. 処方の際には適応は12歳以上で, 2週間もしくは4週間おきの投与が必要であること, 体重と総IgE値から投与量と投与間隔が決められるといった説明が必要である.

合併症について

1. 口腔アレルギー症候群(oral allergy syndrome;OAS)

アレルギー性鼻炎における重要な合併症の1つに口腔アレルギー症候群(oral allergy syndrome;OAS)が挙げられる[33]. OASは原因となる食物摂取後に口唇・口腔の瘙痒感, しびれ, 粘膜浮腫をきたすIgE依存性即時型アレルギーである. これらの症状は原因となる食物摂取後数分以内に生じ, 多くは軽症例である. しかしながら, 時には口腔以外の症状(鼻炎症状, 消化器症状, 呼吸器症状)が出現したり, 稀ではあるが喘鳴や嘔吐, 皮疹などの全身症状, アナフィラキシーを生

じることがあり, 注意が必要である. 近年, 罹患率は上昇傾向にあり, 生活の質に多大な影響を与えることから注目されている. OASを引き起こす代表的な花粉症はシラカンバ花粉症であり, シラカンバ花粉(感作抗原)感作陽性者の約半数が, リンゴ(誘発抗原)を食べるとOAS症状を認める. この反応は, シラカンバ花粉の主要抗原であるBet v 1とリンゴに含まれるMal d 1との交差反応であり, 感作抗原が花粉のケースは特に花粉-食物アレルギー(pollen-food allergy syndrome;PFAS)と呼ばれる[34]. 一方で, シラカンバ花粉症患者の半数はリンゴを食べても無症状である. また, OAS症状を認めてもリンゴ特異的IgEが陰性となる症例も存在していることから, OASの病態は複雑であると考えられる. OASを引き起こす花粉には, シラカンバやハンノキ, ブタクサ, カモガヤ, スギがあり, それぞれ交差反応を示す食物には注意が必要である(表1). これらの花粉が原因となる花粉症は日常診療でありふれた花粉症であり, 問診ではOAS症状が出現していないか確認は必要であるが, これらの花粉に対する感作＝OAS出現ではないことの説明も重要である. OASの対策は原則として原因食物の摂取を避けることであるが, 加熱処理で経口摂取が可能となることが多い. 症状が出現した際にはヒスタミンH_1受容体拮抗薬や経口ステロイドの内服を行えば多くが改善するが, 稀ではあるが上述のような全身的症状が出現することも説明しておくとよい.

2. アレルギー性鼻炎に伴う咽喉頭症状

アレルギー性鼻炎の主たる症状は鼻に関する症状であるが, しばしば咳や痰, イガイガ感やのどのかゆみなどの多彩な症状を示すことが知られている[35]~[37]. これらの症状は耳鼻咽喉科外来以外にも一般内科を受診する頻度の高い症状であり, どの疾患が原因であるのか, どのような治療が適切であるかの判断に悩むことが多いと思われる.

我々はスギ花粉症に生じる咽喉頭症状がスギ花粉症の鼻症状と密接に関連し，ヒスタミン H_1 受容体拮抗薬により咽喉頭症状が改善することを報告してきた[38]．ヒスタミン H_1 受容体拮抗薬が著効する気道疾患には，喉頭アレルギーやアトピー咳嗽が挙げられるが，鑑別として後鼻漏による症状や逆流性食道炎の合併も重要である[39]．どの場所，時期，時間帯に，どのような症状を伴っているかという詳細な問診が必要である．また，スギ花粉が飛散する時期には黄砂の飛散量も増える．黄砂は鼻や眼の症状を生じさせるため[40]，スギ花粉に加え黄砂の飛散状況に注意が必要であることの説明も大切である．

生活習慣

アレルギー性鼻炎の発症や症状の増悪には大気汚染，食生活の変化（偏った食事や脂質の多い食事，高カロリー食），hygiene hypothesis（感染の減少），生活習慣の変化（睡眠不足や不規則な生活スタイル）が関連している可能性がある．規則的な日常生活やバランスの取れた食事（従来の日本食），十分な睡眠が症状の悪化を防ぐうえで重要である．環境因子や生活習慣は免疫システムのみならず我々の生体の恒常性を維持するうえで基本的なことであるため，これらの点をうまく説明し，患者本人が納得できれば，アレルギー性鼻炎の治療の取り組み方が変わるかもしれない．

文　献

1) 鼻アレルギー診療ガイドライン作成委員会：鼻アレルギー診療ガイドライン―通年性鼻炎と花粉症―2020 年版．ライフ・サイエンス，2020．

2) Juniper EF, Guyatt GH, Dolovich J：Assessment of quality of life in adolescents with allergic rhinoconjunctivitis：development and testing of a questionnaire for clinical trials. J Allergy Clin Immunol, **93**：413-423, 1994.

3) Okubo K, Gotoh M, Shimada K, et al：Fexofenadine improves the quality of life and work productivity in Japanese patients with seasonal allergic rhinitis during the peak cedar pollinosis season. Int Arch Allergy Immunol, **136**：148-154, 2005.

4) Vandenplas O, Vinnikov D, Blanc PD, et al：Impact of Rhinitis on Work Productivity：A Systematic Review. J allergy Clin Immunol Pract, **6**：1274-1286. e9, 2018.

5) Sakashita M, Hirota T, Harada M, et al：Prevalence of allergic rhinitis and sensitization to common aeroallergens in a Japanese population. Int Arch Allergy Immunol, **151**：255-261, 2010.

6) Sakashita M, Tsutsumiuchi T, Kubo S, et al：Comparison of sensitization and prevalence of Japanese cedar pollen and mite-induced perennial allergic rhinitis between 2006 and 2016 in hospital workers in Japan. Allergol Int, in press.

7) Yamada T, Saito H, Fujieda S：Present state of Japanese cedar pollinosis：the national affliction. J Allergy Clin Immunol, **133**：632-639. e5, 2014.
　Summary　本邦におけるスギ花粉症の問題点や疫学，治療について詳細に記述されている．

8) Fujieda S, Kurono Y, Okubo K, et al：Examination, diagnosis and classification for Japanese allergic rhinitis：Japanese guideline. Auris Nasus Larynx, **39**：553-556, 2012.

9) Brożek JL, Bousquet J, Agache I, et al：Allergic Rhinitis and its Impact on Asthma（ARIA）guidelines-2016 revision. J Allergy Clin Immunol, **140**：950-958, 2017.

10) Okubo K, Kurono Y, Ichimura K, et al：Japanese guidelines for allergic rhinitis 2020. Allergol Int, **61**：331-345, 2020.

11) Bousquet J, Schünemann HJ, Togias A, et al：Next-generation Allergic Rhinitis and Its Impact on Asthma（ARIA）guidelines for allergic rhinitis based on Grading of Recommendations Assessment, Development and Evaluation（GRADE）and real-world evidence. J Allergy Clin Immunol, **145**：70-80. e3, 2020.

12) Bousquet PJ, Combescure C, Neukirch F, et al：Visual analog scales can assess the severity of rhinitis graded according to ARIA guidelines. Allergy, **62**：367-372, 2007.

13) Bousquet PJ, Bachert C, Canonica GW, et al：Uncontrolled allergic rhinitis during treatment and its impact on quality of life：a cluster ran-

domized trial. J Allergy Clin Immunol, **126**：666-668. e1-5, 2010.

14）Hellings PW, Fokkens WJ, Akdis C, et al：Uncontrolled allergic rhinitis and chronic rhinosinusitis：where do we stand today? Allergy, **68**：1-7, 2013.

15）Kawauchi H, Yanai K, Wang D-Y, et al：Antihistamines for Allergic Rhinitis Treatment from the Viewpoint of Nonsedative Properties. Int J Mol Sci, **20**：213, 2019.

16）Masuyama K, Goto M, Takeno S, et al：Guiding principles of sublingual immunotherapy for allergic rhinitis in Japanese patients. Auris Nasus Larynx, **43**：1-9, 2016.

17）Okamoto Y, Fujieda S, Okano M, et al：House dust mite sublingual tablet is effective and safe in patients with allergic rhinitis. Allergy, **72**：435-443, 2017.

18）Gotoh M, Okubo K, Yuta A, et al：Safety profile and immunological response of dual sublingual immunotherapy with house dust mite tablet and Japanese cedar pollen tablet. Allergol Int, **69**：104-110, 2020.

19）Fujimura T, Okamoto Y：Antigen-specific immunotherapy against allergic rhinitis：the state of the art. Allergol Int, **59**：21-31, 2010.

20）Marogna M, Spadolini I, Massolo A, et al：Long-lasting effects of sublingual immunotherapy according to its duration：a 15-year prospective study. J Allergy Clin Immunol, **126**：969-975, 2010.

21）Gotoh M, Yonekura S, Imai T, et al：Long-Term Efficacy and Dose-Finding Trial of Japanese Cedar Pollen Sublingual Immunotherapy Tablet. J allergy Clin Immunol Pract, **7**：1287-1297. e8, 2019.

22）Makino Y, Noguchi E, Takahashi N, et al：Apolipoprotein A-IV is a candidate target molecule for the treatment of seasonal allergic rhinitis, **126**：1163-1169. e5, 2010.

23）Sakashita M, Yamada T, Imoto Y, et al：Long-term sublingual immunotherapy for Japanese cedar pollinosis and the levels of IL-17A and complement components 3a and 5a. Cytokine, **75**：181-185, 2015.

24）湯田厚司，小川由起子，鈴木祐輔ほか：スギ花粉症舌下免疫療法のスギ花粉多量飛散年での臨

床効果と治療年数の効果への影響．アレルギー，**67**：1011-1019, 2018.

25）Osada T, Tanaka Y, Yamada A, et al：Identification of Cha o 3 homolog Cry j 4 from Cryptomeria japonica（ Japanese cedar）pollen：Limitation of the present Japanese cedar-specific ASIT. Allergol Int, **67**：467-474, 2018.

26）湯田厚司，小川由起子，鈴木祐輔ほか：スギ花粉症における舌下免疫療法191例の初年度治療成績．アレルギー，**64**：1323-1333, 2015.

27）Masuyama K, Okamoto Y, Okamiya K, et al：Efficacy and safety of SQ house dust mite sublingual immunotherapy-tablet in Japanese children. Allergy, **73**：2352-2363, 2018.

28）Okamoto Y, Fujieda S, Okano M, et al：Efficacy of house dust mite sublingual tablet in the treatment of allergic rhinoconjunctivitis：A randomized trial in a pediatric population. Pediatr Allergy Immunol, **30**：66-73, 2019.

29）湯田厚司：小児アレルギー性鼻炎に対する舌下免疫療法．小児耳鼻，**39**：212-218, 2018.

30）湯田厚司：舌下免疫療法―成人および小児季節性アレルギー性鼻炎の克服を目指して―．日耳鼻会報，**123**：113-117, 2020.
Summary 著者のアレルゲン免疫療法についての豊富な経験から，SLITを安全に行ううえでのポイントが詳細に記述されている．

31）Okayama Y, Matsumoto H, Odajima H, et al：Roles of omalizumab in various allergic diseases. Allergol Int, **69**：167-177, 2020.

32）Okubo K, Ogino S, Nagakura T, et al：Omalizumab is effective and safe in the treatment of Japanese cedar pollen-induced seasonal allergic rhinitis. Allergol Int, **55**：379-386, 2006.

33）Osawa Y, Ito Y, Takahashi N, et al：Epidemiological study of oral allergy syndrome in birch pollen dispersal-free regions. Allergol Int, **69**：246-252, 2020.

34）Gotoda H, Maguchi S, Kawahara H, et al：Springtime pollinosis and oral allergy syndrome in Sapporo. Auris Nasus Larynx, **28** Suppl：S49-S52, 2001.

35）Krouse JH, Altman KW：Rhinogenic laryngitis, cough, and the unified airway. Otolaryngol Clin North Am, **43**：111-121. ix-x, 2010.

36）内藤健晴：喉頭アレルギー．アレルギー，**59**：671-675, 2010.

Summary　アレルギー性鼻炎に伴う咽喉頭症状についての診断方法や鑑別すべき疾患について詳細に記述されている.

37) 片田彰博, 國部　勇, 吉崎智貴ほか：シラカンバ花粉症患者における咽喉頭症状と喉頭アレルギー. 喉頭, **23**：12-18, 2011.

38) Imoto Y, Takabayashi T, Sakashita M, et al：Combination therapy with montelukast and loratadine alleviates pharyngolaryngeal symptoms related to seasonal allergic rhinitis. J allergy Clin Immunol Pract, **7**(3)：1068-1070. e3, 2018.

39) 阪本浩一：喉頭アレルギー. アレルギーの臨床, **33**：48-53, 2013.

40) Ogi K, Takabayashi T, Sakashita M, et al：Effect of Asian sand dust on Japanese cedar pollinosis. Auris Nasus Larynx, **41**：518-522, 2014.

MB ENT, 255：17-24, 2021

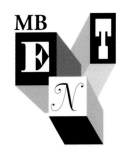

◆特集・患者満足度 up！耳鼻咽喉科の適切なインフォームド・コンセント

好酸球性副鼻腔炎の治療における インフォームド・コンセント

戸嶋一郎*

Abstract 難治性疾患である好酸球性副鼻腔炎は，長期にわたる治療と経過観察が必要である．治療法には内視鏡下鼻・副鼻腔手術(ESS)，局所ステロイド薬，経口ステロイド薬，鼻洗浄，抗 IL-4/IL-13 抗体，粘液溶解薬などがあり，患者の病状に合わせて治療法を選択する．インフォームド・コンセントを行う際は，病状や治療内容，その有用性，治療成績，起こりうる合併症(有害事象)とその確率などを説明し，患者の自由意思に基づいて同意を得たうえで治療を行う．ESS は好酸球性副鼻腔炎の治療として大変有用であるが，頭蓋内合併症，眼窩内合併症，大出血などの重篤な合併症を生じるリスクがあるため，きちんと説明しておく必要がある．「症状がない，もしくは症状が QOL を損なわない状態を達成・維持すること」を目指して治療を行うが，再発する場合も多く，患者との信頼関係を構築するためにも，エビデンスに基づいた正確な情報提供が求められる．

Key words 好酸球性副鼻腔炎(eosinophilic chronic rhinosinusitis)，ESS(endoscopic sinus surgery)，ステロイド(steroid)，鼻洗浄(nasal irrigation)，抗 IL-4/IL-13 抗体(anti-IL-4/IL-13 antibody)

はじめに

好酸球性副鼻腔炎(eosinophilic chronic rhinosinusitis)は，2001 年に春名らにより提唱され，難治性の慢性副鼻腔炎(chronic rhinosinusitis；CRS)としてその臨床像が提示された[1]．一般に慢性副鼻腔炎は，鼻茸を伴う慢性副鼻腔炎(CRS with nasal polyp；CRSwNP)と鼻茸を伴わない慢性副鼻腔炎(CRS without nasal polyp；CRSsNP)に分類されることが多い．日本を含むアジア諸国では CRSwNP の中に非好酸球性副鼻腔炎がかなり含まれるため，本邦では 2015 年に好酸球性副鼻腔炎の診断基準が示され[2]，中等症以上の好酸球性副鼻腔炎は指定難病に登録された．一方，欧米では CRSwNP の多くが好酸球性副鼻腔炎であるため，本稿では欧米からの報告は CRSwNP をもって好酸球性副鼻腔炎のエビデンスとして利用する．

好酸球性副鼻腔炎に対する インフォームド・コンセントの概略

インフォームド・コンセントを行う際は，まず病態について説明し，続いてもっとも適切と考えられるゴール設定を提示し，そのゴールに向かうための治療法についてお話しする．治療法については，① 治療内容，② 有用性と治療成績，③ 起こりうる合併症(有害事象)とその確率，などを説明し，それらの治療法を比較して，当該治療の優位性について伝える．このように十分な情報提供を行い，患者の自由意思に基づいて同意を得たうえで治療を行う．

好酸球性副鼻腔炎の病態

病態についてはまだ不明な点も多いが，好酸球性副鼻腔炎の鼻粘膜では上皮がアレルゲンやウイ

---

* Tojima Ichiro，〒 520-2192 滋賀県大津市瀬田月輪町　滋賀医科大学耳鼻咽喉科，講師

ルスなどによって刺激を受けると，上皮由来のサイトカインである IL-33，IL-25，TSLP などが産生され，また肥満細胞などからはシステイニルロイコトリエンやプロスタグランジン D_2 といった脂質メディエーターが産生される．このような炎症メディエーターが鼻粘膜に存在する 2 型自然リンパ球などを活性化すると，IL-4，IL-5，IL-13 などの 2 型サイトカインが産生され，好酸球の活性化・増殖，過剰な粘液産生，IgE 産生などを引き起こし，2 型炎症病態が形成される[3)~6)]．

主な症状に嗅覚障害，ニカワ様の粘稠な鼻漏，後鼻漏，鼻閉などがあり，その原因として篩骨洞や嗅裂を中心に副鼻腔炎や鼻茸が存在することを，CT や内視鏡画像を用いて説明する．

広く好酸球性副鼻腔炎と定義される疾患の中には，アレルギー性副鼻腔真菌症や ANCA 関連血管炎である好酸球性多発血管炎性肉芽腫症（eosinophilic granulomatosis with polyangiitis：EGPA）などが含まれるが，これらはその病態から独立した疾患と考えられるため，本稿では取り扱わない．

好酸球性副鼻腔炎に対する治療のゴール設定

2020 年の欧州鼻副鼻腔炎診療ガイドライン（European position paper on rhinosinusitis and nasal polyps：EPOS2020）[7)] では，治療抵抗性の慢性副鼻腔炎を「適切な手術，鼻噴霧ステロイド薬および短期間の抗菌薬や経口ステロイド薬の投与を行ってもコントロール不良なもの」と定義し，難治性の好酸球性副鼻腔炎もこれに該当する．このような難治性副鼻腔炎に対する治療では，「症状がない，もしくは症状が QOL を損なわない状態を達成・維持すること」を目指す．

好酸球性副鼻腔炎に対し推奨されている治療法

主に内視鏡下鼻・副鼻腔手術（endoscopic sinus surgery；以下，ESS）を中心とした手術治療と，薬物療法を中心とする保存的治療に分けられる．ESS は，一般的に保存的治療で十分な症状・所見の改善が得られない症例に対して行われる．迅速な手術対応を検討する必要があるのは，眼瞼の発赤腫脹，複視，視力障害といった眼合併症，重症の頭痛，髄膜炎といった頭蓋内合併症を疑う場合などであるが，好酸球性副鼻腔炎患者でこのような迅速な対応を要することは稀である．

適切に手術を行っても，術後にしばしば症状の急性増悪を経験する．特に，細菌感染やウイルス感染などを契機とすることが多い．その機序はよくわかっていないが，多くの因子が複合的に関与しているものと思われる．このような急性増悪を繰り返しつつ，段階的に好酸球性副鼻腔炎の病態は悪化していくようである．このような病態を制御するには，適切な治療法の選択が重要である．

1．ESS

① 治療内容

好酸球性副鼻腔炎患者に対し，ESS による「副鼻腔の単洞化」が行われるが，そのことにより以下の利点が得られる．① 副鼻腔の換気が良くなる：狭窄・閉塞した副鼻腔の自然孔が開放されることで，鼻腔との換気が容易になる．② 鼻漏の排出を促す：好酸球性副鼻腔炎の特徴の 1 つであるニカワ様鼻漏とも形容される粘稠な鼻漏が排出されやすくなる．③ 局所療法が促進される：鼻洗浄や鼻噴霧ステロイド薬といった局所療法が，副鼻腔の奥まで到達しやすくなる．

高度病変例などではナビゲーションシステムを利用することにより，より安全に配慮した手術を行うことができるため，利用できる場合はそのことに言及しておくと患者に安心感を与える．

② 有用性と治療成績

数ある治療法の中で ESS の利点は，① 薬物治療よりも QOL を改善させること，② 治療効果が持続すること，③ 抗菌薬やステロイド薬の使用量が節減できること，などである．こうした利点はエビデンスとして示されており，薬物療法と ESS の治療成績を QOL で比較した報告では，難治性副鼻腔炎患者を対象に薬物療法群と ESS 群に分け，1 年後に Rhinosinusitis Disability Index

表 1. ESS を行ううえで説明すべきリスク

1．出血，感染，術後の鼻粘膜癒着
2．鼻涙管損傷
3．萎縮性鼻炎
4．頭蓋内合併症（髄液漏，頭蓋内出血，脳損傷，気脳症，髄膜炎，脳膿瘍）
5．眼窩内合併症（失明，複視，眼窩内血腫，皮下気腫）
6．嗅覚脱失・嗅覚障害
7．麻酔に関する合併症（死，脳卒中，心臓発作，予期しない合併症）
8．術後に内視鏡検査，外科的処置，長期間のケアが必要であること
9．潜在的に将来外科治療や薬物治療が必要となること

（文献 16 より）

（RSDI）スコアを用いて QOL を評価した非ランダム化多施設共同研究がある．薬物療法群の QOL 改善率は 34.6%（スコア 34.7→22.7），ESS 群の改善率が 55.1%（スコア 41.0→18.4）と有意に ESS 群で QOL の改善率が良かったことが示されている[8]．総合 QOL 評価法である Sino-Nasal Outcome Test-22（SNOT-22）を用い，1,952 人の CRSwNP 患者の ESS 前後の QOL を検討した英国からの報告によると，術前の QOL スコア 40.9 が，術後 3 ヶ月で 23.1（改善率 44%）へ低下し，術後 5 年でも 26.2（改善率 36%）が維持されていた．また，術後 5 年以内に再手術を行った患者の割合は 20.6% であった[9]．他にも CRSwNP 患者を対象に ESS 術後 10 年以上の長期成績を評価した報告では，ESS の術前 RSDI スコアが 44.7，術後 6 ヶ月が 23.1，術後 10 年以上が 24.9 と，術後 6 ヶ月でみられた QOL の改善が，その後 10 年以上にわたり維持される結果であった[10]．ESS を行うことで，経口ステロイド薬や局所ステロイド薬，抗菌薬，抗ヒスタミン薬などの使用量が大幅に減ることも報告されている[11]．

本邦では，好酸球性副鼻腔炎に喘息を合併する割合は 26.9%，アスピリン喘息を合併する割合は 7.4% と報告されている[2]が，ESS には合併する喘息症状を改善する効果も期待できる．メタアナリシスによる検討から，ESS は 76.1% の症例で喘息症状を改善し，84.8% の症例で喘息発作の頻度が減ることが明らかになっている[12]．一方，アスピリン喘息を伴った好酸球性副鼻腔炎は術後再発しやすいことも知られていて，CRSwNP 例を対象に喘息なし群，アスピリン喘息を除く喘息群，アスピリン喘息群に分けて ESS の術後成績を比較

した報告では，術後 5 年でのポリープ再発率はそれぞれ 16%，45%，90%，再手術率は 10%，25%，37% であった[13]．

③ 合併症とその確率

ESS の軽微な合併症には，止血目的の被覆材などによる鼻閉，軽度の出血，疼痛などがある．このような合併症はあらかじめ予想され対応に困ることは少ないが，問題となるのは頭蓋内合併症，眼窩内合併症，そして大出血などの重篤な合併症である．本邦で施行した ESS 症例 50,734 人を対象に，ESS 術後の重篤な合併症の発生率を検討した Suzuki らの報告によると，髄液漏が 0.1%，眼窩内合併症（眼窩血腫，眼球運動障害含む）が 0.09%，手術が必要な出血が 0.1%，輸血を必要とした割合が 0.18%，トキシックショック症候群が 0.02% であった[14]．このように重篤な合併症の頻度は低いが，米国では 1985～2005 年までの間に耳鼻咽喉科医にかかわる医療訴訟の 7 割が鼻科関連のものであったことが報告されている[15]．法的な立場から ESS のリスクが示されており，表 1 に記載した[16]．この内容に準じて，わかりやすい十分な説明を心がける．

2．保存的治療

難治性疾患である好酸球性副鼻腔炎には，多くの保存的治療法があるが，本邦で利用可能なエビデンスのある治療法について述べる．それぞれの治療法とエビデンスレベル，EPOS2020 の推奨度と主なエビデンス，薬剤費などを表2にまとめた．

1）局所ステロイド薬

① 治療内容

鼻噴霧薬や点鼻薬が用いられる．ネブライザー療法も有効である．

表 2. 好酸球性副鼻腔炎に対し推奨されている保存的治療法

治療法	エビデンスレベル	推奨度と主なエビデンス	備考（薬剤費など）
局所ステロイド薬	1a	長期使用が効果的かつ安全で，症状や QOL の改善，鼻茸の縮小が期待できる．DBPRCT 含め，多数のエビデンスあり．	1 日 1 回の鼻噴霧ステロイド薬の薬剤費は 1 本（2 週間分）あたり 1,500 円前後．
経口ステロイド薬	1a	短期間の経口ステロイド薬は症状の改善，鼻茸の縮小が期待できる．DBPCT を含め，多数のエビデンスあり．年 1〜2 コースの利用が推奨される．	プレドニン換算で 25〜60 mg/日，7〜20 日間投与．薬剤費はプレドニン 5 mg あたり約 10 円．
鼻洗浄	1a	ESS 術後の CRSwNP 例を RCT で検討し，鼻洗浄は術後の鼻症状を改善した[20]．等張生理食塩水の使用が有効[21]．	
抗 IL-4/IL-13 Dupilumab（デュピクセント®）	1a	重症 CRSwNP 例を DBPRCT で検討し，投与期間中は VAS スコア，QOL スコア（SNOT22），鼻閉，嗅覚，鼻茸スコア，喘息（FEV1 他）などを改善した[23]．	分子標的薬のうち唯一 CRSwNP に対し適応がある．300 mg を 2 週または 4 週間隔で皮下投与する．薬剤費は 300 mg で 66,356 円．
粘液溶解薬	1b	CRS（多くが CRSsNP）例に対し，カルボシステインのマクロライド療法への上乗せ効果を RCT で検討し，投与 12 週後，鼻漏・後鼻漏が改善した[24]．	薬剤費はカルボシステイン 1,500 mg/日で約 24 円．
抗ヒスタミン薬	1b	CRSwNP 例を DBPCT で検討．セチリジン内服はくしゃみ・鼻漏を軽減したが，鼻茸の縮小には効果がなかった[26]．	薬剤費は第 2 世代抗ヒスタミン薬で 1 日 100 円前後のものが多い．
抗 IgE Omalizumab（ゾレア®）	1b	喘息を伴う CRSwNP 例を DBPCT で検討．投与 16 週後の鼻茸スコア，CT スコア，症状（鼻閉，鼻漏，嗅覚障害，喘鳴，呼吸困難）を改善した[27]．	CRS に対する適応なし．
抗 IL-5 Mepolizumab（ヌーカラ®）	1b	CRSwNP 再発例を DBPCT で検討．再手術例が減り，VAS スコア（鼻漏，咽頭粘液，鼻閉，嗅覚障害）や QOL（SNOT-22）が改善した[28]．	CRS に対する適応なし．

1a：ランダム化比較試験のシステマティックレビューで有効性が確認された
1b：個別のランダム化比較試験で有効性が確認された
DBPRCT：Double blind placebo controlled randomized clinical trial
DBPCT：Double blind placebo controlled trial
RCT：Randomized clinical trial

（文献 7 の表より改変）

② 有用性と治療成績

独立した保存的治療として，また ESS の術後療法としても有用で，メタアナリシスで有効性が確認されている[7]．さらに，喘息を伴う好酸球性副鼻腔炎患者では，微粒子吸入ステロイド薬を経鼻呼出させることにより，鼻茸の大きさや CT スコア，SNOT-22 スコアなどが改善する[17]．投与法で比較すると，点鼻薬のほうが鼻噴霧薬よりも治療効果が高い[18]．

③ 有害事象

鼻噴霧薬は長期間使用しても安全である．点鼻薬は 12 週までの使用であれば副腎抑制をきたさない[19]が，12 週以上の長期投与は副腎抑制などの副作用に注意する．鼻出血や鼻中隔潰瘍を生じる可能性がある．

2）経口ステロイド薬

① 治療内容

本邦での推奨投与量は定まっていない．我々はプレドニン 15 mg（朝食後）を 3 日間投与し，その後漸減することが多い．海外ではプレドニン換算で 25〜60 mg を 3 週間以内の投与にとどめる報告が多く，年 1〜2 コースの利用が推奨される[7]．

② 有用性と治療成績

治療後 2〜4 週間で症状スコアが有意に改善し，鼻茸が縮小することがメタアナリシスで示されている[7]．しかし，治療の 10〜12 週間後にはその効果は消失する[7]．

③ 有害事象

短期使用でも不眠，気分変動，胃腸障害をきたすことがある．長期使用では糖尿病や骨粗しょう症など，様々な有害事象を生じやすい．

3）鼻洗浄

① 治療内容

多くの鼻洗浄用デバイスが発売されている．当科では，すべての難治性副鼻腔炎症例や ESS 術後症例に鼻洗浄を勧めている．1 日に 1〜数回，生理

食塩水で両側鼻腔を洗浄する．鼻副鼻腔の粘液や痂疲の除去，粘液輸送機能や線毛運動機能の改善，アレルゲン・バイオフィルム・炎症性メディエーターの除去などの効果が期待できる．

② 有用性と治療成績

鼻洗浄は術後の鼻症状や QOL を改善すること[20]，高張・低張よりも等張生理食塩水が有効であること[21]，生理食塩水の温度は室温でも 40℃でも差がないこと[22]などが示されている．

③ 有害事象

稀に局所の刺激，耳痛，鼻出血，頭痛，鼻漏を生じる．

4）抗 IL-4/IL-13 抗体（dupilumab）

① 治療内容

ステロイド薬や手術での制御が困難な，難治性の CRSwNP 患者に適応がある．300 mg を 2 週または 4 週間隔で皮下投与する．投与の継続にあたっては，臨床試験の結果から 24 週までの適切な時期に治療効果の確認を行い，効果が認められない場合には漫然と投与してはいけない．他の保存的治療法と比べて，薬剤費が高額である．

② 有用性と治療成績

重症 CRSwNP 例を対象に dupilumab を 24 週間もしくは 52 週間投与して治療効果を検討した報告では，投与期間中は VAS スコア，QOL スコア（SNOT22），鼻閉，嗅覚，ポリープスコア，喘息（FEV1 他）などが改善した．ただし，投与 24 週間後に得られた臨床的に意味のある改善は，投与終了 24 週間後には消失した[23]．

③ 有害事象

ほとんどない．

5）粘液溶解薬（去痰薬）

① 治療内容

カルボシステインなどを内服投与する．

② 有用性と治療成績

CRS（多くが CRSsNP）例に対し，カルボシステインのマクロライド療法への上乗せ効果を RCT で検討した本邦からの報告では，投与 12 週後に鼻漏・後鼻漏が改善した[24]．CRSwNP 例に対する

erdosteine の作用を検討した報告では，QOL スコア（SNOT22）や鼻茸スコアが改善した[25]．

③ 有害事象

有害事象はわずか，重篤なものはない．

6）抗ヒスタミン薬

① 治療内容

第 2 世代抗ヒスタミン薬を内服投与する．

② 有用性と治療成績

CRSwNP 例を対象にセチリジン内服の効果を検討した報告では，くしゃみ・鼻漏を軽減したが，総合症状スコアや鼻茸の大きさには効果がなかった[26]．

③ 有害事象

有害事象はわずか，重篤なものはない．

7）抗 IgE 薬（omalizumab）

① 治療内容

Omalizumab は重症喘息や季節性アレルギー性鼻炎に対して適応があり，好酸球性副鼻腔炎に対する適応はない．

② 有用性と治療成績

喘息を伴う CRSwNP 例を対象に omalizumab の効果を検討した報告では，投与 16 週後の鼻茸スコア，CT スコア，鼻閉，鼻漏，嗅覚障害，喘鳴，呼吸困難などの症状が改善した[27]．

③ 有害事象

CRSwNP 例を対象とした報告では重篤な有害事象は少ないが，風邪をひく人が多かった[27]．

8）抗 IL-5 抗体（mepolizumab）

① 治療内容

本邦で利用可能な抗 IL-5 抗体のうち，CRSwNP に対する治療効果が報告されているのは mepolizumab だけである[28]．ただし，mepolizumab も重症喘息や好酸球性多発血管炎性肉芽腫症に適応があり，好酸球性副鼻腔炎に対する適応はない．

② 有用性と治療成績

CRSwNP の再発例を対象に mepolizumab の効果を検討した報告では，再手術例が減り，VAS スコア（鼻漏，咽頭粘液，鼻閉，嗅覚障害）や QOL（SNOT-22）が改善した[28]．

表 3. 好酸球性副鼻腔炎に対し推奨されていない保存的治療法

治療法	エビデンスレベル	推奨度と主なエビデンス
長期間の抗菌薬	1a(−)	難治性 CRS 例を対象に DBPCT で検討し,アジスロマイシンの長期投与は有効ではなかった[29].マクロライド療法の長期投与はむしろ心血管系リスクの増加が懸念される.
局所および全身抗真菌薬	1a(−)	抗真菌薬の投与は,使用しないことを推奨する.多数のエビデンスあり.
短期間の抗菌薬	1b(−)	CRSwNP を含む CRS の急性増悪例を DBPCT で検討し,アモキシシリン・クラブラン酸投与は鼻噴霧ステロイド薬や鼻洗浄に対する上乗せ効果はなかった[30].
局所抗菌薬	1b(−)	トブラマイシンを用いた術後のネブライザー療法は鼻腔細菌の根絶には有用だが,症状には影響しなかった[31].
抗ロイコトリエン薬	1b(−)	ESS 術後の CRSwNP 例を対象に RCT で検討し,鼻噴霧ステロイド薬に対する上乗せ効果はなかった[32].CRSwNP 例を対象に RCT で検討し,経口ステロイド薬+鼻噴霧ステロイド薬に対する上乗せ効果があった(症状スコア,嗅覚,くしゃみを改善した)[33].

1a(−):ランダム化比較試験のシステマティックレビューで有効ではないことが確認された
1b(−):個別のランダム化比較試験で有効ではないことが確認された
RCT:Randomized clinical trial
DBPCT:Double blind placebo controlled trial

(文献 7 の表より改変)

③ 有害事象

ほとんどない.

好酸球性副鼻腔炎に推奨されない保存的治療法

EPOS2020 で推奨されない代表的な治療法は,マクロライド療法などの長期間の抗菌薬,局所および全身の抗真菌薬,急性増悪時の抗菌薬,局所抗菌薬,抗ロイコトリエン薬などである[7].それぞれの治療法とエビデンスレベル,推奨度と主なエビデンスを表 3 にまとめた.

医療費の助成制度について

好酸球性副鼻腔炎の手術では,両側 ESSⅣ型(+α,鼻中隔矯正術など)が選択されることが多く,医療費が高額になりやすい.その後の保存的治療も長期間に及ぶため,自己負担額を軽くするための医療費助成制度(高額療養費制度や,指定難病に対する医療費助成制度)を伝えることは,患者との信頼関係を築く一助になる.

おわりに

難治性疾患である好酸球性副鼻腔炎の治療では,手術,局所ステロイド薬,経口ステロイド薬,鼻洗浄などを中心とした治療を組み合わせて,「症状がない,もしくは症状が QOL を損なわない状態を達成・維持すること」を目標にする.分子標的薬のうち現時点で好酸球性副鼻腔炎に適応があるのは dupilumab だけである.エビデンスに基づいたインフォームド・コンセントを行う要点について概説した.

文 献

1) 春名眞一,鴻 信義,柳 清ほか:好酸球性副鼻腔炎(Eosinophilic sinusitis).耳展,44:195-201, 2001.

2) Tokunaga T, Sakashita M, Haruna T, et al:Novel scoring system and algorithm for classifying chronic rhinosinusitis:the JESREC Study. Allergy, 70:995-1003, 2015.

3) Schleimer R:Immunopathogenesis of Chronic Rhinosinusitis and Nasal Polyposis. Annu Rev Pathol, 12:331-357, 2017.
   Summary 粘膜上皮の障害や 2 型炎症が鼻茸を伴う慢性副鼻腔炎の病態形成に重要であることを示した総説.

4) Kato A:Group 2 innate lymphoid cells in airway diseases. Chest, 156:141-149, 2019.

5) Tojima I, Kouzaki H, Shimizu S, et al:Group 2 innate lymphoid cells are increased in nasal polyps in patients with eosinophilic chronic rhinosinusitis. Clin Immunol, 170:1-8, 2016.

6) Tojima I, Shimizu T:Group 2 innate lymphoid cells and eosinophilic chronic rhinosinusitis. Curr Opin Allergy Clin Immunol, 19:18-25, 2019.

7) Fokkens WJ, Lund VJ, Hopkins C, et al:European position paper on rhinosinusitis and nasal polyps 2020. Rhinology Suppl, 29:1-464, 2020.

Summary 2020 年の欧州鼻副鼻腔炎診療ガイドラインで，急性鼻副鼻腔炎や慢性鼻副鼻腔炎の診断，分類，治療法などが網羅的に示されている．

8) Smith TL, Kern R, Palmer JN, et al：Medical therapy vs surgery for chronic rhinosinusitis：a prospective, multi-institutional study with 1-year follow-up. Int Forum Allergy Rhinol, **3**：4-9, 2013.

9) Hopkins C, Slack R, Lund V, et al：Long-term outcomes from the English national comparative audit of surgery for nasal polyposis and chronic rhinosinusitis. Laryngoscope, **119**：2459-2465, 2009.

10) Smith TL, Schlosser RJ, Mace JC, et al：Long-term outcomes of endoscopic sinus surgery in the management of adult chronic rhinosinusitis. Int Forum Allergy Rhinol, **9**：831-841, 2019.

11) Smith KA, Smith TL, Mace JC, et al：Endoscopic sinus surgery compared to continued medical therapy for patients with refractory chronic rhinosinusitis. Int Forum Allergy Rhinol, **10**：823-827, 2014.

12) Vasishta R, Soler Z, Nguyen SA, et al：A systematic review and meta-analysis of asthma outcomes following endoscopic sinus surgery for chronic rhinosinusitis. Int Forum Allergy Rhinol, **10**：788-794, 2013.

13) Mendelsohn D, Jeremic G, Wright ED, et al：Revision rates after endoscopic sinus surgery：A recurrence analysis. Ann Otol Rhinol Laryngol, **120**：162-166, 2011.

14) Suzuki S, Yasunaga H, Matsui H, et al：Complication rates after functional endoscopic sinus surgery：Analysis of 50,734 Japanese patients. Laryngoscope, **125**：1785-1791, 2015.

15) Dawson DE, Kraus EM：Medical malpractice and rhinology. Am J Rhinol, **21**：584-590, 2007.

16) Patel AM, Still TE, Vaughan W：Medicolegal issues in endoscopic sinus surgery. Otolaryngol Clin North Am, **43**：905-914, 2010.
   Summary 法的な立場から，ESS のインフォームド・コンセントにおける要点について記載されている．

17) Kobayashi Y, Yasuba H, Asako M, et al：HFA-BDP Metered-Dose Inhaler Exhaled Through the Nose Improves Eosinophilic Chronic Rhinosinusitis With Bronchial Asthma：A Blinded, Placebo-Controlled Study. Front Immunol, **9**：2192, 2018.

18) Demirel T, Orhan KS, Keles N, et al：Comparison of the efficacy of nasal drop and nasal spray applications of fluticasone propionate in nasal polyps. KBB［J of ear, nose, and throat］, **18**：1-6, 2008.

19) Keith P, Nieminen J, Hollingworth K, et al：Efficacy and tolerability of fluticasone propionate nasal drops 400 μg once daily compared with placebo for the treatment of bilateral polyposis in adults. Clin Exp Allergy, **10**：1460-1468, 2000.

20) Giotakis AI, Karow EM, Scheithauer MO, et al：Saline irrigations following sinus surgery—a controlled single blinded, randomized trial. Rhinology, **54**：302-310, 2018.

21) Nikakhlagh S, Abshirini H, Lotfi M, et al：A comparison between the effects of nasal lavage with hypertonic, isotonic and hypotonic saline solutions for the treatment of chronic rhinosinusitis. J Global Pharma Technology, **8**：68-73, 2016.

22) Nimsakul S, Ruxrungtham S, Chusakul S, et al：Does heating up saline for nasal irrigation improve mucociliary function in chronic rhinosinusitis? American J Rhinol Allergy, **32**：106-111, 2018.

23) Bachert C, Han JK, Desrosiers M, et al：Efficacy and safety of dupilumab in patients with severe chronic rhinosinusitis with nasal polyps（LIBERTY NP SINUS-24 and LIBERTY NP SINUS-52）：results from two multicentre, randomized, double-blind, placebo-controlled, parallel-group phase 3 trials. Lancet, **394**：1638-1650, 2019.

24) Majima Y, Kurono Y, Hirakawa K, et al：Efficacy of combined treatment with S-carboxymethylcysteine（carbocisteine）and clarithromycin in chronic rhinosinusitis patients without nasal polyp or with small nasal polyp. Auris Nasus Larynx, **39**：38-47, 2012.

25) Hoza J, Salzman R, Starek I, et al：Efficacy and safety of erdosteine in the treatment of chronic rhinosinusitis with nasal polyposis—a

pilot study. Rhinology, **51** : 323-327, 2013.

26) Haye R, Aanesen JP, Burtin B, et al : The effect of cetirizine on symptoms and signs of nasal polyposis. J Laryngol Otol, **112** : 1042-1046, 1998.

27) Gaevaert P, Calus L, Van Zele T, et al : Omalizumab is effective inallergic and nonallergic patients with nasal polyps and asthma. J Allergy Clin Immunol, **131** : 110-116, 2013.

28) Bachert C, Sousa AR, Lund VJ, et al : Reduced need for surgery in severe nasal polyposis with mepolizumab : Randomized trial. J Allergy Clin Immunol, **140** : 1024-1031. e14, 2017.

29) Videler WJ, Badia L, Harvey J, et al : 'Lack of efficacy of long-term, low-dose azithromycin in chronic rhinosinusitis' a randomized controlled trial. Allergy, **66** : 1457-1468, 2011.

30) Sabino HAC, Valera FCP, Aragon DC, et al :

Amoxicillin-clavulanate for patients with acute exacerbation of chronic rhinosinusitis : a prospective, double-blinded, placebo-controlled trial. Int Forum Allergy Rhinol, **7** : 135-142, 2017.

31) Bonfils P, Escabasse V, Coste A, et al : Efficacy of tobramycin aerosol in nasal polyposis. Eur Ann Otorhinolaryngol. Head Neck Dis, **132** : 119-123, 2015.

32) Van Gerven L, Langdon C, Cordero A, et al : Lack of long-term add-on effect by montelukast in postoperative chronic rhinosinusitis patients with nasal polyps. Laryngoscope, **128** : 1743-1751, 2018.

33) Suri A, Gupta R, Gupta N, et al : Montelukast as an adjunct to treatment of chronic rhinosinusitis with polyposis : A prospective randomized controlled trial. JK Science, **17** : 1792-1795, 2015.

Monthly Book

ENTONI
エントーニ

編集主幹

小林　俊光（仙塩利府病院耳科手術センター長）
曾根三千彦（名古屋大学教授）

通常号定価 2,750 円（本体 2,500 円＋税）

"はなづまり"を診る

No. 241（2020 年 2 月号）
編集企画／竹野　幸夫（広島大学教授）

はなづまりの病態生理に裏付けられた診断治療を解説

- 鼻腔生理とはなづまりの病態
- はなづまりの評価法と検査法
- はなづまりと嗅覚障害
- はなづまりと睡眠障害
- はなづまりと加齢・ホルモン・心因
- はなづまりとアレルギー性鼻炎・花粉症
- はなづまりと副鼻腔炎
- はなづまりの薬物療法
- はなづまりの保存療法
  ―局所処置とネブライザー療法―
- はなづまりの手術方法
  ―鼻中隔矯正術について―
- はなづまりの手術療法
  ―下鼻甲介手術について―

耳鼻咽喉科外来でみる小児アレルギー疾患

No. 237（2019 年 10 月号）
編集企画／和田　弘太（東邦大学医療センター大森病院教授）

外来で実践できる専門知識をお届け

- 小児の花粉症
- 小児の通年性アレルギー性鼻炎
- 小児の副鼻腔炎
- 小児における睡眠障害とアレルギー性鼻炎
- 小児の食物アレルギー（耳鼻咽喉科での注意点）
- 花粉関連食物アレルギー症候群
- 小児喘息と鼻副鼻腔炎
- ウイルス感染と気管支喘息
- 小児のアレルギー性結膜疾患
- 環境因子中エンドトキシンとアレルギー
  （環境仮説）

詳しく知りたい！舌下免疫療法

No. 250（2020 年 10 月号）
編集企画／藤枝　重治（福井大学教授）

基礎から臨床まで、自験例を含め紹介

- 舌下免疫療法 ―どうして舌下なのか？―
- 舌下免疫療法の臨床効果が得られる症例とは。どんな症例に行うのか
- 我が国で実施されている舌下免疫療法の効果と安全性に関するエビデンス
- スギ舌下免疫療法と注意点
- スギ花粉症の効果
- ダニ舌下免疫療法の安全な導入と注意点
- ダニの舌下免疫療法の効果
- 口腔アレルギー症候群に対する舌下免疫療法
- 気管支喘息に対する舌下免疫療法の効果
- 小児に対する舌下免疫療法の実際
- 舌下免疫療法の作用機序
- 舌下免疫療法とバイオマーカー
- COVID-19 パンデミックと舌下免疫療法

せき・たん
― 鑑別診断のポイントと治療戦略 ―

No. 232（2019 年 5 月号）
編集企画／平野　滋（京都府立医科大学教授）

各領域のエキスパートにより鑑別診断・治療戦略を伝授

- 咳反射・喉頭防御反射
- 慢性咳嗽
- 副鼻腔気管支症候群
- 咽喉頭逆流症
- 喉頭アレルギー
- 小児のせき・たん
- 高齢者のせき・たん
- 免疫疾患・免疫低下と関連するせき・たん
- 薬剤性間質性肺炎
- 肺炎とせき・たん
- 誤嚥とせき・たん

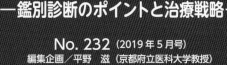

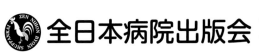
全日本病院出版会

〒113-0033 東京都文京区本郷 3-16-4　Tel：03-5689-5989
www.zenniti.com　　　　　　　　　　　　Fax：03-5689-8030

MB ENT, 255：26-33, 2021

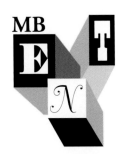

◆特集・患者満足度 up！耳鼻咽喉科の適切なインフォームド・コンセント

味覚障害の診断と治療における インフォームド・コンセント

田中真琴*

Abstract 味覚障害は，高齢者に多い疾患である．その病態は，味覚の受容機構に基づいて，"伝導障害""末梢受容器障害""神経障害""中枢障害""心因的要素"の5つの障害部位に分類すると理解しやすい．病態の把握には，視診・味覚機能検査・血液検査が有用である．亜鉛欠乏は，末梢受容器障害の主な原因であり，亜鉛補充療法に良好な反応を示す．亜鉛欠乏は摂取不足の他に，全身疾患に伴う吸収障害や排泄増加，亜鉛キレート作用を持つ薬剤の摂取などで生じる．亜鉛補充療法は，味覚障害に対する唯一エビデンスのある治療であり，1日亜鉛量 30 mg 以上を最低3ヶ月間は継続することが望ましい．末梢受容器障害以外が原因の場合は，それぞれの病態に対して対症的に治療を行うが，中枢障害や心因的要素の関連によるものは，改善が乏しいことが多い．発症から6ヶ月以上経過してから受診した場合は予後不良なため，発症早期の受診・治療開始が重要である．

Key words 味蕾(taste buds)，味覚機能検査(taste function test)，亜鉛欠乏(zinc deficiency)，亜鉛補充療法(zinc replacement treatment)，早期治療(early treatment)

はじめに

味覚障害は「食事のおいしさ」が損なわれ，生活の質を低下させる高齢者に多い疾患である．高齢化社会に伴いその診療ニーズはますます増加すると予想される．本稿では，味覚障害診療の一助になるよう，味覚の受容機構から味覚障害の診断・治療について述べたい．

味覚とは

味覚の受容機構で感受される味覚は限られた基本的な感覚であり，現在のところ「甘味」「塩味」「酸味」「苦味」「うま味」の5種類とされる(表1)．この5種類の基本味を手がかりに，その呈味物質が生体にとって摂取すべき物質なのか，あるいは不要・有害物質なのかを判断し，その生命を維持する．ただし，ヒトにおいてはこのような5基本味の意義が当てはまらないこともある．たと

えば，ピーマン・ビール・チョコレートといった適度な苦味で好まれる食品は，食経験によって蓄積される「食の楽しみ」であり，ヒト特有のものである．

一方，5基本味をすべて混合しても表現できない味は存在する．辛味，渋味，金属味，脂味(コク)などである．これらは，三叉神経を介した一般体性感覚であり，味覚とは異なる(広義の味覚と呼ばれることはある)．

味覚の受容機構

味覚の受容は，口腔内で咀嚼された食物中の味物質が唾液と混ざり，味覚の末梢受容器である味蕾の，味孔に突出している味細胞の微絨毛に接触することで始まる．味蕾は，30〜100個程度の味細胞から成る細胞集団で，特に舌表面の舌乳頭に多く分布する(図1)．味細胞は，電子顕微鏡による形態的特徴からⅠ〜Ⅳ型に分類される．甘味・

* Tanaka Makoto，〒173-8610 東京都板橋区大谷口上町 30-1　日本大学医学部耳鼻咽喉・頭頸部外科学分野，助教

表 1. 味覚の種類

基本味	提示される情報	主な物質	味覚受容体
甘味	エネルギー源	糖類(ショ糖・果糖・ブドウ糖など)	T1R2/T1R3
塩味	ミネラル	塩化ナトリウム	T1R1/T1R3
酸味	腐敗物	酸(酢酸・酒石酸・クエン酸など)	T2Rs
苦味	毒物	アルカロイド(キニーネ)など	PKD1L3/PKD2L1
うま味	タンパク質	グルタミン酸ナトリウム・イノシン酸ナトリウム	ENaC

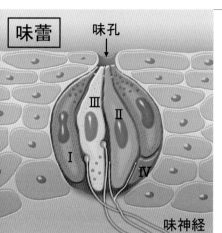
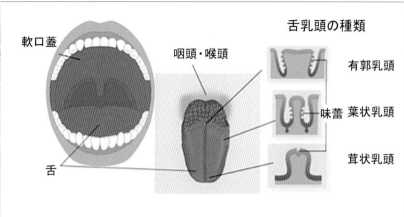

図 1. 味蕾の構造と舌乳頭の部位

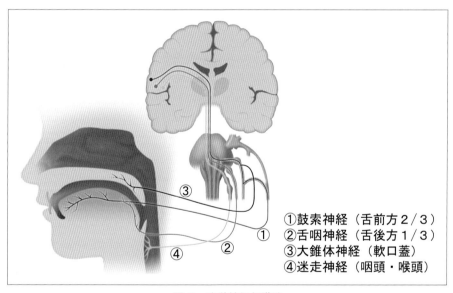

図 2. 味覚神経伝導路

苦味・うま味を受容するGタンパク共役型受容体はⅡ型細胞に,酸味・塩味を受容するチャネル型受容体はⅢ型細胞に存在する[1].

　呈味物質が味覚受容体に結合すると,味細胞の細胞内情報伝達系を通じて,味神経に活動電位を発生させる.味神経は口腔内の部位で異なり,舌の前方2/3は顔面神経の分枝である鼓索神経,舌の後方1/3は舌咽神経,軟口蓋は顔面神経の分枝である大錐体神経,咽頭・喉頭は迷走神経の左右4対で支配している(図2).鼓索神経と大錐体神経は,膝神経節で合流して中間神経となる.中間神経,舌咽神経,迷走神経の味神経は,延髄孤束核

表 2. 味覚障害の症状

量的味覚異常	味覚低下：味がうすい
	味覚脱失：味がまったくしない
	解離性味覚障害：特定の味質だけわからない
質的味覚異常	自発性異常味覚：口の中に何もないのに苦味などを感じる
	異味症：何を食べても違う味がする
	悪味症：何を食べてもまずい

でニューロンをかえ，同側の橋を経て，中脳・視床で両側性に大脳皮質まで上行すると推測されている[2]．

一次味覚野は，弁蓋部と島皮質に存在する．さらに，眼窩前頭皮質にある二次味覚野で，嗅覚や一般体性感覚，内臓感覚の情報と統合される．さらに，前頭前野の三次味覚野に送られた情報は，味の記憶や想起といった，より高次の味覚機能に関与する．

味覚機能も加齢により低下するとの報告が多いが，その変化は緩やか[3]で，聴覚など他の感覚に比べて加齢の影響が少ない可能性がある．加齢により味感受性が低下する理由として，有郭乳頭中の味蕾の数の減少[4]や味神経の機能低下[5]，味刺激に対する中枢応答の変化[6]などが指摘されている．

味覚障害とは

味覚障害とは，味覚に何らかの異常が生じる病態である．症状は，量的味覚異常と質的味覚異常に大別される（表2）．質的味覚異常は，量的味覚異常と比較して，味覚の認知機能は良好で，亜鉛補充療法の効果がみられない例が多いとの報告[7]もある．時に舌痛症や口腔内乾燥症，嗅覚障害を合併する．味覚の異常を訴えて受診するが，実際には嗅覚障害が原因であるものは風味障害といい，味覚障害とは区別する．

味覚専門外来受診患者は，しばしば「私は味がわからないので，食事がまずくて食べられません」と訴える．では，「食事のおいしさ」とは，一体何か．我々が「食品の味」を感じるとき，味覚の他に香り（嗅覚），食品の見た目（視覚），咀嚼音（聴覚），舌触り（触覚），熱さ・冷たい（温度感覚）といった，いわゆる五感を総動員している．また，満腹度や脱水などの内部環境，気温や雰囲気などの外部環境，個人的な食体験や文化的・社会的背景の影響を受ける．したがって，「食事がおいしくない」という症状は，必ずしも「味覚の低下」単独で生じているとは限らず，患者の訴えを傾聴し味覚以外の症状や所見に注目することで，症状の改善につながることもある．

本邦では味覚障害に関する大規模疫学調査はないが，2003年に日本口腔・咽頭科学会が施行したアンケート調査では，耳鼻咽喉科を受診する味覚障害患者数は年間24万人であり，その年齢ピークは60歳台で，さらに65歳以上の高齢者は受診患者の43%を占める．男女比は2：3と女性に多い[8]．

味覚障害の原因は，単一で明確な場合もあるが，たとえば多種類の薬剤を内服している高齢の味覚障害患者の場合，内服薬の副作用，唾液分泌障害による口渇，抑うつ状態や摂食低下による亜鉛欠乏など，複数の要因が絡み合うこともしばしば経験する．また，内服薬の副作用の原因も，薬物による亜鉛キレート作用・細胞障害・神経障害・唾液分泌低下・代謝産物の唾液への排出など様々な機序が考えられる．これまでの味覚障害の分類は，亜鉛欠乏性，特発性，薬剤性，全身疾患性，心因性，末梢神経障害，中枢神経障害などとされてきたが[9]，これらは障害部位と原因が混在しているため，病態の把握がしづらく，臨床統計でも取り扱いに統一性を持たせるのが困難であることが指摘されてきた．そのため最近では，まず味覚の受容機構における障害部位を決定し，その細目で病態や疾患で分類する案[10]が提案され，当科でも表3のように分類している．一方，明らかな原因が特定できない症例（特発性）も存在する．

1．伝導障害

口腔内乾燥（唾液分泌不全）や舌苔などで，呈味物質が味蕾まで到達しないことで味覚障害が生じる．口腔内乾燥を生じる原因として，加齢や唾液分泌障害をきたす薬剤（抗コリン作用薬など）の内

表 3．味覚障害の障害部位と主な原因

障害部位	伝導障害	末梢受容器障害	神経障害	中枢障害	心因的要素
原因	加齢 薬剤 全身疾患 放射線治療	亜鉛欠乏 薬剤 全身疾患 加齢 鉄・ビタミン欠乏 感冒	神経障害性疾患 医原性(手術) 薬剤	頭部外傷 脳血管疾患 腫瘍 加齢	ストレス 抑うつ 不安障害

服，シェーグレン症候群などの全身疾患，放射線治療後などが挙げられる．また，過度な舌苔の原因として，不適切な口腔ケア，抗菌薬やステロイド薬などによる菌交代症などが考えられる．

2．末梢受容器障害

味覚障害の原因でもっとも頻度が高く，亜鉛欠乏がその主因である．亜鉛欠乏は，味細胞のターンオーバーの遅延・形態学的異常を生じ，味蕾の機能低下を引き起こす[11]．亜鉛欠乏が生じる原因として，摂取不足(食事制限など)や，需要増大(大量飲酒・妊娠など)の他に，全身疾患(炎症性腸疾患・肝障害などによる吸収障害，腎障害・糖尿病などによる排泄増加)，亜鉛キレート作用のある薬剤の内服などが挙げられる．その他，鉄・ビタミン欠乏による貧血に伴う舌炎，感冒加齢なども末梢受容器障害の原因となる．

3．神経障害

味神経の障害によるもので，味覚機能検査では特定の神経領域または片側の閾値上昇を示す．神経障害の原因として，顔面神経麻痺や多発神経炎，糖尿病性ニューロパチーなどの末梢神経障害性疾患，医原性(中耳手術・扁桃摘出術・喉頭微細手術・歯科治療などによるもの)，神経毒性をもつ薬剤の摂取(抗腫瘍薬など)などが挙げられる．

4．中枢障害

頭部外傷や脳血管障害，脳腫瘍などにより味覚中枢の障害が生じうるが，その他の重篤な症状のために味覚障害が顕在化しないことも多い．加齢に伴う味覚中枢機能の低下も指摘されている[6]．認知症と味覚機能の関連については，特定の味質あるいは全味質が低下するという報告[12]と味覚は低下しないという報告[13]と結果は一定ではなく，不明な点が多い．

5．心因的要素

味覚伝導路に器質的な異常がないにもかかわらず，ストレスや抑うつなど心因的な要因で味覚障害をきたすことがある．発症契機がはっきりしている場合もあれば，そうでないこともある．味覚機能検査では正常〜高度閾値上昇と様々な結果を示し，舌痛などの口腔内随伴症状の合併や，量的味覚異常を訴えることも多い．

味覚障害の診断

味覚障害の診断には，問診，視診，血液・尿検査，味覚機能検査などの結果を総合的に判断することが重要である．

1．問　診

病悩期間，症状の種類，発症契機，持病の有無，常用薬やサプリメントの種類・服薬期間，ストレスの有無，食事や嗜好品(タバコ・アルコールなど)の習慣などの詳細な問診が必要である．また，自覚症状の程度を，"正常"を100，"全く味がしない"を0として，VAS(visual analogue scale)を用いて記録しておくと，のちに治療効果の判定に有用である．

2．視　診

舌苔・舌炎の有無，口腔内乾燥などの口腔内の所見を観察する．鼓索神経障害の原因となる中耳真珠腫などの耳疾患や嗅覚障害の原因となる鼻副鼻腔疾患の有無も確認する．

3．血液・尿検査

味覚末梢受容器障害の診断には，血算，血清亜鉛・鉄・銅・アルカリフォスファターゼ(ALP)値の測定が有用である．血清亜鉛値は，日内変動や食事の影響を受けやすいため，亜鉛製剤を内服している場合には検査当日は内服せずに受診するよう指導し，なるべく同じ時間帯に測定することが

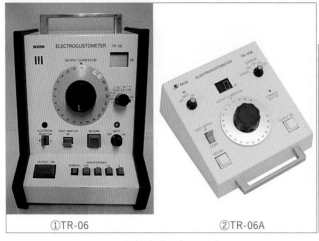

a. 電気味覚計（リオン）

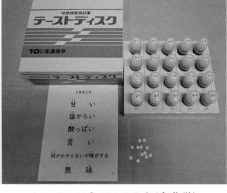

b. テーストディスク（三和化学）

図 3. 味覚機能検査

望ましい. 血清亜鉛値が低下すると銅値は上昇し, ALP 値は低下する傾向がある. 大球性貧血がある場合には, 葉酸やビタミン B_{12} の測定も追加する. 全身疾患が疑われる場合は肝腎機能や血糖などを, 唾液分泌低下がある場合は抗 SS-A・SS-B 抗体などを適宜追加する.

4. 味覚機能検査

味覚機能の評価は, 患者の訴えている味覚異常について, その程度や原因の推定をするうえで重要である. 本邦では, 味神経の支配領域ごとに検査をする電気味覚検査と濾紙ディスク法による検査が保険適用となっている.

1）電気味覚検査

舌に微弱な電流を流すと金属を舐めたような味がすることを利用した検査で, 電気味覚計（リオン, 図 3-a）を使用する. 21 段階の刺激が可能で, 定量性に優れている. 神経伝導路障害の判定や顔面神経麻痺の障害部位診断などに有用であるが, 特殊な味で基本味質を反映せず, 定性評価はできない. また, 中等度以上の電流になると, 三叉神経刺激である痛みなどの一般体性感覚として認識されることがあるので注意する.

2）濾紙ディスク法による検査

検査キットであるテーストディスク®（三和化学, 図 3-b）を使用し, 5 段階の濃度系列に調整された甘味, 塩味, 酸味, 苦味の味溶液を垂らした濾紙を検査部位に置いて, 味質を認知できる最小濃度を測定する定性的な検査である. 濃度設定が

5 段階で規則性がないため定量性は十分とはいえないが, 神経支配領域ごとに味質別の評価が可能である. 1 回ずつ濾紙に味溶液を垂らしてからピンセットで舌に置く手間と時間を要するため, 初診時で左右差のない場合は, 一側のみの検査や酸味の省略など簡略化してもよい.

この 2 種類の検査閾値は有意に正の相関を示すが, その機序は異なる. すなわち, 濾紙ディスク法は味覚受容器への生理的な経路をみる検査方法であるのに対し, 電気味覚検査はイオンチャネルを直接刺激する味溶液の吸着より強い刺激なので, 濾紙ディスク法で測定不能な症例でも電気味覚を認知しうる可能性がある. したがって, 濾紙ディスク法で味質の識別が不良であっても電気味覚検査は正常と両者に乖離がみられるときは, 早期の末梢受容器障害と考えられる. 初診時には両法施行するほうが望ましいが, 味覚障害の治療効果を追う目的では, 濾紙ディスク法が優れている.

5. その他の検査

必要に応じて, 舌苔培養, 唾液分泌量検査（ガムテスト）, 嗅覚機能検査（基準嗅力検査, アリナミンテスト）, 簡易心理検査（自己評価式抑うつ尺度：SDS, 状態特性不安検査：STAI など）, 画像検査（副鼻腔 CT, 頭部 MRI など）を行う.

味覚障害の治療

1. 亜鉛補充療法

味覚障害に対して唯一エビデンスのある治療方

表 4. 亜鉛補充療法の有効率

報告	対象	研究デザイン	亜鉛の種類	亜鉛投与量 (mg/日)	投与期間	血清亜鉛値 (μg/dl)		改善率 (%)
						投与前	投与後	
Yoshida[14]	亜鉛欠乏性・特発性	単施設二重盲検	グルコン酸亜鉛	67.5	4ヶ月	80.5	94.0	82.1
			プラセボ	—		76.8	71.9	54.2
Sakai[15]	亜鉛欠乏性・特発性	単施設二重盲検	ピコリン酸亜鉛	87	3ヶ月	71.0	81.6	75.6
			プラセボ	—		71.5	72.3	44.4
Heckmann[16]	亜鉛欠乏性・特発性	単施設二重盲検	グルコン酸亜鉛	20	3ヶ月	72.3	81.5	50.0
			プラセボ	—		67.9	72.0	25.0
Sakagami[17]	亜鉛欠乏性・特発性	多施設二重盲検	ポラプレジンク	17	3ヶ月	69.7	△5.7	51.9
				34		72.6	△11.4	80.0
				68		70.2	△20.6	89.3
			プラセボ	—		71.7	△1.8	63.0

△：上昇量

法で，末梢受容器障害に効果を示すと考えられる．特発性および亜鉛欠乏性味覚障害に対する亜鉛補充療法の二重盲検比較試験の結果を表4に示す．有効な亜鉛製剤の1日投与量に明確な基準はないが，ポラプレジンク（プロマック®）の試験[17]では，75 mg（亜鉛含有17 mg）群の有効率は，プラセボ群と有意差がなく，少なくとも30 mg/日以上の投与が望ましいと考えられる．亜鉛は貯蔵タンパクがないので過剰症をきたすことは稀であるが，亜鉛投与の有害事象として，嘔気などの消化器症状，銅欠乏による血球減少，血清膵酵素（アミラーゼやリパーゼ）の上昇，鉄欠乏による貧血などの報告があり，数ヶ月ごとに血清亜鉛・鉄・銅などを測定し，投与量を適宜調節する．また，短期間の投与では効果が認められないことが多く，3～6ヶ月間は投与を継続することが望ましい[18]．

現在，"味覚障害"に保険適用のある亜鉛製剤はない．グルコン酸亜鉛やピコリン酸亜鉛は，自家調剤が必要である．抗胃潰瘍薬であるポラプレジンクは，1日用量2錠（150 mg）中に34 mgの亜鉛を含有し，保険審査上適応外使用が認められている．Wilson病の治療薬である酢酸亜鉛水和物製剤（ノベルジン®）は，低亜鉛血症に対して保険適用が追加された．1日投与量が25～150 mgと，用量の調節がしやすい．当科で低亜鉛血症を伴う味覚障害患者49例に酢酸亜鉛水和物製剤50 mg/日を

12～18週間経口投与を行ったところ，その有効率は67.3%であり[19]，味覚障害に対する亜鉛補充療法の有効な選択肢と考えている．

2．鉄・ビタミンB₁₂・葉酸補充療法

鉄欠乏性貧血・大球性貧血に伴う舌炎による末梢受容器障害に対しては，鉄剤（クエン酸第一鉄ナトリウムや硫酸鉄など）・メコバラミン・フォリアミンの補充が有効である．

3．その他の内服薬

口腔内乾燥症に対して，ニザチジン（アシノン®），塩酸セビメリン（サリグレン®），ピロカルピン塩酸塩（サラジェン®）などが投与されることもあるが，口腔内乾燥症のみでは保険適応はない．口腔内カンジタ症には，含嗽薬やミコナゾール（フロリードゲル®）などを投与する．心因性味覚障害に対し，抗不安薬であるロフラゼプ酸エチル（メイラックス®）や抗うつ薬であるSSRI（レクサプロ®など）やSNRI（サインバルタ®）などが奏効する症例も経験する．

4．漢方薬

エビデンスはないが，漢方薬の処方は亜鉛補充療法で効果が乏しい症例にも対応できる可能性がある．漢方治療は，あくまで全身的な弁証論に基づいて行われるものではあるが，対症的に，味覚低下や食欲減退に対し補中益気湯や十全大補湯，異常味覚に対し八味地黄丸，口腔内乾燥症に対し麦門冬湯や白虎加人参湯，舌痛に対し加味逍遙散

や半夏瀉心湯などを投与すると有効なことも多い.

味覚障害の予後

味覚機能検査で, 電気味覚検査と濾紙ディスク法の間に乖離がみられる早期受容器障害は, 亜鉛補充療法によく反応し予後が良好である. 逆に, 両法とも測定不能の高度障害例は, 予後不良のことが多い.

亜鉛欠乏や鉄欠乏による末梢受容器障害は, 亜鉛や鉄の補充療法によく反応し, 70～80%の改善が得られる[14)15)18)]. ただし, 亜鉛補充療法は短期間では効果が得られないため, 最低3ヶ月間は継続する. 一方, 心因的要素の関連や中枢障害は, 予後不良なことが多い. また, 症状出現から医療機関への受診までの期間が6ヶ月未満の症例は, 6ヶ月以上の症例と比較して改善率が高く[18)], 早期診断・治療が重要である.

治療をどのくらい継続するかの基準はないが, 当科では治療開始後1年を経過しても症状に全く変化がない場合は, 患者とよく相談のうえ投薬を終了している.

おわりに

味覚障害の主因である末梢受容器障害に対して亜鉛補充療法は良好な効果を示す一方, それ以外の障害部位の味覚障害に関しては不明なことも多く, 治療法は確立していない. 味覚機能検査の煩雑さが, 味覚障害診療を行っている施設が少ない一因と考えられるが, その病態把握に検査は必要であり, 簡略化することで広く実施されることが望ましく, そこから新たな知見を得ることが期待される.

文 献

1) 山本 隆:味覚生理学—味覚と食行動のサイエンス—:32-42. 建帛社, 2017.
2) Onoda K, Ikeda M:Gustatory disturbance due to cerebrovascular disorder. Laryngoscope, **109**:123-128, 1999.
3) 中里真帆子, 遠藤壮平, 冨田 寛ほか:電気味覚閾値の加齢性変化について. 日耳鼻会報, **98**:1140-1153, 1995.
4) Arey LB, Tremaine MJ, Monzingo FL:The numerical and topographical relations of taste buds to human circumvallate papillae throughout the life span. Anat Rec, **64**:9-25, 1935.
5) Narukawa M, Kurokawa A, Kohta R, et al:Participation of the peripheral taste system in aging-dependent changes in taste sensitivity. Neuroscience, **358**:249-260, 2017.
6) Iannilli E, Broy F, Kunz S, et al:Age-related changes of gustatory function depend on alteration of neuronal circuits. J Neurosci Res, **95**:1927-1936, 2017.
7) 西井智子, 任 智美, 梅本匡則ほか:質的および量的味覚異常の比較検討. 口咽科, **31**:131-135, 2018.
8) Ikeda M, Aiba T, Ikui A, et al:Taste disorders:a survey of the examination methods and treatments used in Japan. Acta Otolaryngol, **125**:1203-1210, 2005.
9) 池田 稔(編):味覚障害診療の手引き:13-25. 金原出版, 2006.
10) 西田幸平, 小林正佳, 竹内万彦:味覚障害診断『みらい』への提言. 口咽科, **31**:155-160, 2018.
   Summary 味覚障害診療の普及のために, 味覚伝導路をもとにした分類法や味覚検査の簡略化を提案している.
11) 冨田 寛:味覚障害の全貌:264-290. 診断と治療社, 2011.
   Summary 味覚障害の基礎から臨床までを, 特に亜鉛との関連を中心にまとめた成書.
12) Ogawa T, Irikawa N, Yanagisawa D, et al:Taste detection and recognition thresholds in Japanese patients with Alzheimer-type dementia. Auris Nasus Larynx, **44**:168-173, 2017.
13) Kouzuki M, Suzuki T, Nagano M, et al:Comparison of olfactory and gustatory disorders in Alzheimer's disease. Neurol Sci, **39**:321-328, 2018.
14) Yoshida S, Endo S, Tomita H:A double-blind study of the therapeutic efficacy of zinc gluconate on taste disorder. Auris Nasus Larynx, **18**:153-161, 1991.
15) Sakai F, Yoshida S, Endo S, et al:Double-blind, pracebo, controlled trial of zinc picolinate for taste disorders. Acta Otolaryngol

（Suppl），**546**：129-133, 2002.

16）Heckmann SM, Hujoel P, Habiger S, et al：Zinc gluconate in the treatment of dysgeusia--a randomized clinical trial. J Dent Res, **84**：35-38, 2005.

17）Sakagami M, Ikeda M, Tomita H, et al：A zinc-containing compound, Polaprezinc, is effective for patients with taste disorders：randomized, double-blind, placebo-controlled, multi-center study. Acta Otolaryngol, **129**：1115-1120, 2009.

18）坂口明子, 任　智美, 岡　秀樹ほか：味覚障害1,059例の原因と治療に関する検討. 日耳鼻会報, **116**：77-82, 2013.

19）田中真琴, 大木洋佑, 片野博文ほか：低亜鉛血症を伴う味覚障害患者に対する酢酸亜鉛水和物製剤投与に関する検討. 亜鉛栄養治療, **10**：82-87, 2020.
Summary　低亜鉛血症を伴う味覚障害49例に対して酢酸亜鉛水和物製剤を投与した臨床研究をまとめたもの.

Monthly Book

ENTONI
エントーニ

編集主幹
小林　俊光（仙塩利府病院耳科手術センター長）
曾根三千彦（名古屋大学教授）

通常号定価 2,750 円（本体 2,500 円＋税）

補聴器・人工中耳・人工内耳・軟骨伝導補聴器
―聞こえを取り戻す方法の比較―

No. 248 （2020 年 8 月号）
編集企画／神田　幸彦（神田Ｅ・Ｎ・Ｔ医院院長）

医師、言語聴覚士の立場から
リアリティー溢れる内容をお届け

- 補聴器 update
- 人工中耳 ―最近の進歩―
- 人工内耳 ―最近の進歩―
- 補聴器の聞こえの特徴とは？
- 人工内耳の聞こえの特徴とは？
- 補聴器と人工中耳の聞こえの特徴の差
- 補聴器と人工内耳の聞こえの特徴に関する経験と考察
- 目の前の患者にどのようなケースの場合、補聴器を勧めるか
- 目の前の患者にどのようなケースの場合、人工中耳を勧めるか
- 目の前の補聴器の患者にどのようなケースの場合、人工内耳を勧めるか
- 軟骨伝導補聴器の開発とその後の進歩
- 軟骨伝導補聴器と従来の補聴器との違い、目の前の患者に勧めるコツ

耳鼻咽喉科診療の新しいテクノロジー

No. 247 （2020 年 7 月号）
編集企画／池園　哲郎（埼玉医科大学教授）

最新の技術を様々な切り口から
わかりやすく紹介

- ビデオヘッドインパルス検査（vHIT）
- 人工中耳 VSB（Vibrant Soundbridge®）
- 術中持続神経モニタリング
- 鼓膜再生療法
- 甲状軟骨固定用器具　チタンブリッジ®
- 喉頭の 3 次元イメージング　超高精細 CT
- 内視鏡下甲状腺手術：video-assosted neck surgery（VANS 法）
- de Vinci 手術支援ロボットによる経口腔支援手術 transoral robotic surgery（TORS）
- 移動型 CT および MRI 支援手術
- 改良型サクションキュレットと改良型笹木-ヤンゼン-ミドルトン鉗子

私の新しい耳鼻咽喉科診療スタンダード
―10～20 年前とどう変わったか―

No. 245 （2020 年 5 月号）
編集企画／本間　明宏（北海道大学教授）

この 20 年間で大きく進歩した
疾患・診断・治療を解説

- インフォームド・コンセントに関するあり方の変遷
- 遺伝性難聴の診断と進歩
- 耳鳴の診断と治療の進歩
- 内視鏡耳科手術の進歩
- 前庭疾患の診断の進歩
- 鼻内視鏡手術の進歩
- 睡眠時無呼吸障害の診断と治療の進歩
- 痙攣性発声障害の診断と治療の進歩
- HPV 関連中咽頭癌の診断と治療について
- 早期咽喉頭癌の診断と経口的切除術の進歩
- IgG 関連疾患の診断と治療の進歩

耳鼻咽喉科医に必要なスポーツ診療の知識

No. 243 （2020 年 4 月号）
編集企画／大谷真喜子（和歌山県立医科大学講師）

耳鼻咽喉科医に必要な
スポーツ診療の基本知識が満載

- 運動療法
- ストレッチ
- ドーピングコントロール
- 障がい者スポーツ
- 運動誘発性疾患
- バランス
- スポーツと難聴
- スポーツ外傷
- スクーバダイビング
- 登山

 全日本病院出版会
〒113-0033 東京都文京区本郷 3-16-4　Tel：03-5689-5989
www.zenniti.com
Fax：03-5689-8030

MB ENT, 255：35-40, 2021

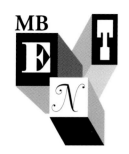

補聴器装用における インフォームド・コンセント

西村忠己*

Abstract 補聴器のフィッティングおいて，適切な調整を行うことは重要であるが，その効果には限界もある．装用者が満足し，装用を継続するためには，装用者自身が自分の障害および補聴器の必要性，効果の限界などについて理解することも重要である．補聴器に対する不満の主な原因には，雑音に関する問題，言葉の聞き取りに関する問題がある．装用者の訴えに耳を傾け，調整により改善可能な点については再調整を行う．一方，調整だけで対応が難しい点に関しては，カウンセリングが重要となる．また，一般的に補聴器はリスクが低いと考えられているが，デメリットがないわけではない．時として重大な問題を引き起こすこともある．リスクの高い症例ではあらかじめ説明を行う．さらに，補聴器の効果そのものとは異なるが，個人情報の取り扱いに関する注意や，公的な支援などに関する説明も忘れてはならない．

Key words 装用効果(benefit of hearing aid)，語音明瞭度(speech recognition)，満足度(satisfaction)，個人情報保護(protection of personal information)，公的支援(public support)

はじめに

　一般的な診療では得られる治療効果などのベネフィットの部分と，リスクなどのデメリットの部分の両者を説明し，両者のバランスから判断，治療方針が選択される．特に，手術などの侵襲的な治療ではリスクに関する内容に注意し説明することが多いと思われる．一方，補聴器に関しては，リスク自体は手術などと比較すると一般に軽微であるとみなされており，医療を提供する側も装用を希望する難聴者もリスクに関する内容よりも，その効果について高い関心を示す．

　補聴器は高価な医療機器であり，装用者もその価格に応じた効果を期待する．期待した効果が得られないと補聴器に対する不満につながる．補聴器の効果には限界もあり，たとえ最適なフィッティングを行ったとしても装用者が期待する効果を得ることが難しいこともある．その不足部分を補うのが，カウンセリングである．装用者自身の聴覚機能の理解，補聴器に関する理解，装用効果に関する理解を深めてもらうことで補聴器に対する不満を解消し装用意欲を高め，継続的な装用につなげていく必要がある．一方，補聴器装用はリスクが低いものの，そのフィッティング過程や装用により，何らかのデメリットを被ることもある．時として重大な結果を招くことがあり，そのリスク管理をないがしろにしてはいけない．

　本稿では補聴器の装用効果に関してどのように対処説明していけばよいのか，また装用に関連してどのようなリスクが存在するのかについて解説する．また，他の診療と異なる補聴器医療の特有の問題として，個人情報の取り扱いに関する注意点，公的な支援などについても解説する．

補聴器の効果に関する説明

　補聴器は難聴者が聞き取りやすいように音を増幅して聞かせる医療機器である．入力された音声の理解はあくまで装用者自身の聴覚機能に依存す

* Nishimura Tadashi，〒 634-8522 奈良県橿原市四条町 840　奈良県立医科大学耳鼻咽喉・頭頸部外科学，講師

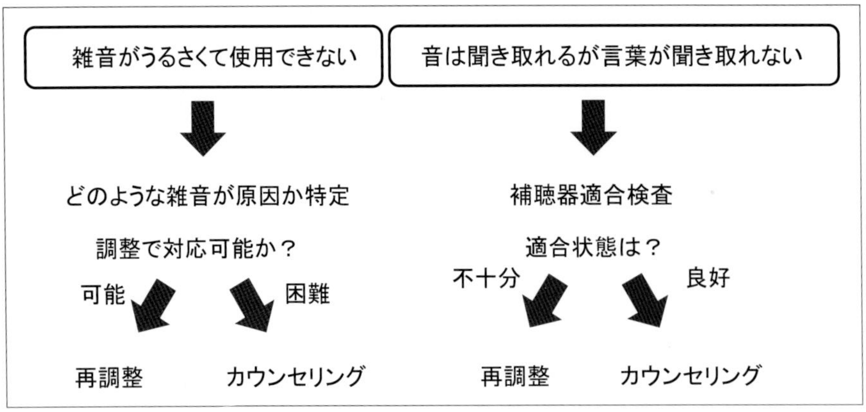

雑音がうるさくて使用できない	音は聞き取れるが言葉が聞き取れない

どのような雑音が原因か特定　　　　　補聴器適合検査

調整で対応可能か？　　　　　　　　　適合状態は？

可能　　　　　困難　　　　　不十分　　　　　良好

再調整　　カウンセリング　　再調整　　カウンセリング

図 1.
雑音および言葉の聞き取りに関する問題への対応
調整などにより対応可能な部分は再調整で対応する．解決が困難な内容についてはカウンセリングでの対応が必要となる

る．補聴器を必要とする難聴者では一般的に閾値上昇以外の何らかの機能障害が生じていることが多い．一部の障害，たとえば聴覚補充現象については圧縮増幅などで補うことも可能であるが，他の多くの障害を完全に補償することは難しい．雑音がうるさくて聞き取れないといった問題や音は聞こえるが内容がわからないといった問題は補聴器の調整だけでは対応できないこともある．これらの問題が，補聴器に対する不満や補聴器の不使用につながる．装用者に補聴器の効果の限界と装用の必要性について理解していただき，補聴器の継続的な使用につなげることができるかが，補聴効果を説明するうえで大きな課題である．

1．雑音に関する問題（図1-左）

一言に雑音に関する不満といっても内容は様々である．限定された条件下での雑音に関しての訴えがあれば，どのような雑音をうるさいと感じているのか問診する．たとえば，何か特定の音に対して生じているのであれば，その周波数の利得，圧縮増幅を調整したり，衝撃音抑制機能を利用したりすることで対処できる．

一方，今まで聞こえていなかった様々な音が聞こえるようになり，全体としてうるさく感じることもある．このような訴えは補聴器を初めて装用する難聴者に多い．聴力が悪化すると脳はできるだけ音を聴こうとし音に対する感度が高まる．そのような音に対して過敏な状態で補聴器により増幅した音が入力されると，うるさくて装用していられないということになる．しかし，これは脳の感度が異常に上昇していることが原因であるので補聴器を継続して装用し，音を聴いていくことで

脳の感度は徐々に正常化し解消する．装用者の訴えに応じてうるさくないように調整していくと，その結果ほとんど装用効果のない調整になってしまうこともあり注意が必要である．

なぜ雑音がうるさく感じるかのメカニズムについて理解していただき，継続的な使用により徐々に改善していくことを説明する．目的となる利得での装用が難しい場合は時間をかけて段階的に利得を上げていくなどの工夫も必要である．

2．言葉の聞き取りに関する問題（図1-右）

一対一であれば聞き取れるが，4，5人での会話，騒音下の会話が難しいという訴えも多い．また，話し手によって聞き取りやすい人と聞き取りにくい人があるなどの訴えもある．補聴器をフィッティングする現場は通常静かな場所で行われ，聴覚検査も防音室などで行われる．外来での結果が良くても日常生活で使用すると思った効果が得られないことは稀ではない．補聴器を装用する主な目的は語音の聴取であり，言葉の聞き取りはもっとも重要であり，もっとも難しい問題である．

聴覚障害により，周波数弁別能，時間分解能などが劣化すると語音明瞭度に悪影響を与える[1]．特に，雑音との分離が難しくなり，騒音下での会話が困難となる[2]．雑音を抑制する機能が備わっている補聴器はあるが，完全に分離することはできない．補聴器は聞き取りの手助けとなるものの，補聴器自体が言葉を理解するわけではなく，あくまで言葉の聞き取りは装用者の聴覚機能に依存する．このため補聴器を装用しても語音明瞭度自体が大幅に改善することは難しく，効果には限

界がある.

補聴器装用時の言葉の聞き取りについては,ヘッドホンで行った語音聴力検査の結果である程度の予測が可能である.その結果をもとに装用効果についてあらかじめ説明しフィッティングに臨む.特に,語音明瞭度が劣悪（40%以下）な例では,補聴器を装用してもその効果は限定的で読唇や筆談など他の手段との併用が必要な旨を説明する[3].

言葉の聞き取りに関する問題が,装用者の聴覚機能の問題に起因するものなのか,フィッティングに問題があるのかを区別するためには裸耳および装用時の語音明瞭度の比較が必要である[4].補聴器適合検査で適合状態が適切と考えられる例では,その結果を示しながらカウンセリングを行う.言葉の聞き取りの問題は装用者自身だけで解決することが困難なこともあり周囲の協力も必要となってくる（表1）.一方,裸耳よりも装用時の語音明瞭度が悪化しているような例ではフィッティングに問題があると考えられるため再調整を行う.

3.認知症に対する効果

聞き取りの改善といった補聴器を装用することによる直接的な効果ではないものの,近年注目されているのが認知症との関係である.このことに関して簡単に説明する.日本は世界有数の高齢化社会を迎え,認知症が社会的な問題となっている.難聴が認知症のリスクファクターになることが報告され[5],高齢者における難聴が改めてクローズアップされている.高齢者の難聴の原因の多くは老人性難聴のような治療困難な感音難聴であることが多い.このため難聴を治療してそのリスクファクターを和らげることは難しい.そこで注目されているのが補聴器で障害を補償することで,認知症のリスクを下げることが可能かについてである.過去の報告によると効果があったという論文が多いものの[6],有効でなかったとの報告もある.また,認知症のリスクを軽減することができても認知症そのものを治療するわけではない.多くの高齢者は自身の難聴よりも,認知症に対して敏感に反応する.認知症に対する治療効果

表1. 難聴者との会話における話し手の協力

> 1.話し始める前に注意を促す.
> 2.口をはっきり見せて話す.
> 3.ゆっくり,はっきり,区切りながら話す.
> 4.補聴器のマイクに向かって話す.
> 5.理解したか確かめながら話す.
> 6.わかりやすい表現を使う.
> 7.伝わらないときは別の表現に言い換える.
> 8.会話を妨げる音声や雑音が入らない環境を作る.

を宣伝に利用する業者もあり大きな問題となっている.認知症と難聴・補聴器の関係について正しい情報を提供しなければならない.

安全性に関する問題

補聴器は通常の医療行為と比較すると安全と考えられているが,リスクがないわけではなく,中にはリスクが高いものも存在する.補聴器の販売は医療機関や認定補聴器専門店以外の店舗で販売されていることも多いが,医療行為との間が不明瞭な行為を無資格で行うことには疑問がある.一方,資格があればよいのではなく,そのリスクを理解し,装用者ごとにリスクを判断し,特にリスクの高い例のフィッティングではインフォームドコンセントが必須である.

1.耳型採取時のリスク

イヤモールドの作成,耳あな型補聴器のシェルを作成するため一般的に印象材を用いて耳型の採取が行われる.耳型の採取は補聴器のフィッティングの中ではリスクの高い操作である.耳型採取の副損傷の軽いものでは外耳の皮膚の損傷,炎症が挙げられるが,中には鼓膜,中耳の損傷,内耳障害などが生じることもある.印象材が抜去できずに異物として残存し全身麻酔下の手術が必要となった例も学会などで報告されている.

1）鼓膜の損傷

耳型を離型するときには外耳道内に陰圧が生じる.その陰圧で鼓膜穿孔が生じるリスクがある.適切な離型を行えば通常は損傷が生じることはないが,中耳炎の既往などがあり,鼓膜が菲薄化している例では容易に損傷が生じるため注意が必要である.リスクが高い例ではあらかじめ説明を行う.

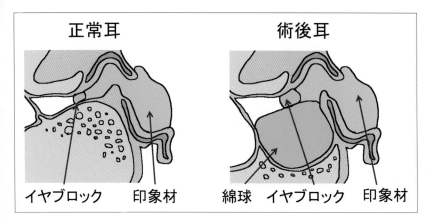

図 2.
術後耳（乳突開放型）での耳型採取方法
削開腔に印象材が入らないように綿球などでブロックして行う

2）耳型異物

不適切な操作により耳型が離型できない，あるいは破損し一部が残存した例について多くはないものの一定数の報告がある．異物が生じるリスクファクターに外耳道の狭窄，弯曲や術後耳がある．耳科手術で外耳道後壁が再建されず開放されている例では，入口部に対して内部の空洞が広く，その部位に印象材が流入すると抜去することができなくなる．このような例で耳型を採取するには，綿球などを用いて同部位に印象材が入らないようにする（図2）．

耳型採取時の事故を防止するため，操作前には耳内の所見を確認し，リスクファクターの有無を診断する．そのうえで適切な手技で実施し，リスクを最小化しなければならない．杉内らは耳型採取における副損傷のリスクは術後耳で非常に高いことを報告している[7]．術後耳を含めリスクの高い例ではインフォームドコンセントを行ったうえ，医師または医師の直接の指導下に有資格者が行うべきである[8]．

2．聴力悪化のリスク

強大音は内耳に影響し，聴力を悪化させる（音響外傷が生じる）可能性がある．補聴器は音を増幅することを考えると補聴器を装用した状態で強大音を聴いたときの影響は，非装用者よりも大きくなることが予想される．そのことについて不安を持つ装用者もいる．

補聴器はラウドネス補償以外に聴覚保護の観点からも圧縮増幅により大きい入力音に対する増幅を制限したり，最大出力を制限するなどの信号処理を行っている．不快レベルを超えるような大きな音では障害が生じやすいので，あらかじめ不快レベルを測定している場合はその値を参考に最大出力レベルを設定する．適切に調整されている補聴器では一般的に音響外傷などが生じる可能性は稀ではあるが，残念ながらゼロではない[9]．特に，高度，重度の難聴では利得も大きくなるため注意が必要である．

一方，音響外傷のリスクがあるから補聴器の使用が不適当かというとそれは間違った考え方である．一般の医療と同じくベネフィットがリスクを十分に上回っているのであれば，装用が勧められる．装用者にはこのベネフィットとリスクの両者を理解していただき装用していただくことが重要である．

3．アレルギーに関する問題

補聴器は耳に装着して使用する．人体に接触する部分に使用されている素材はアレルギーを起こしにくいものが採用されており，通常問題となることはない．しかし，アレルギーが生じる可能性はゼロではない．装用することでかゆみや発赤が出現する場合は速やかに使用を中止し受診するように説明する．アレルギー体質の症例では注意が必要で，あらかじめインフォームド・コンセントを行い，フィッティングする．

4．電池の誤飲について

乳幼児などに補聴器をフィッティングするとき，電池の誤飲のリスクに対して注意が必要である．電池で駆動するタイプの補聴器では，通常電池を挿入する部分（電池ロッカー）は容易に開閉する．乳幼児が誤飲しないようにロック機能のついた補聴器があり，年齢などを考慮しそれらを選択

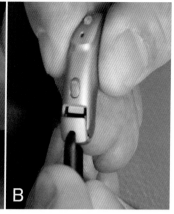

図 3.
チャイルドロック機能
左が通常の電池ロッカーで右がチャイルド
ロック付きの電池ロッカー(A). 開閉には
専用の工具が必要となる(B)

することを勧める(図3). なお, JIS 規格ではチャ
イルドロックのついていない補聴器の適応年齢は
3歳以上と規定されている. やむを得ずチャイル
ドロックのついていない補聴器を適応するとき
は, そのリスクなどを保護者に十分に説明し同意
を得る必要がある.

個人情報の取り扱いに関する注意

補聴器のフィッティングは, 病院内の補聴器外
来で行うか, 認定補聴器専門店などに依頼するこ
とになる. このとき注意が必要なことは個人情報
の取り扱いである. 院内でフィッティングすると
きでも, 外部の業者などを介さず病院単独で行う
ことは稀で, 認定補聴器技能者などの外部の業者
が関与することが多い. 個人情報保護法では氏
名, 生年月日と ID 番号など個人が特定できる(個
人識別符号を含む)情報は個人情報と規定され,
さらに病歴などは要配慮個人情報となっておりそ
の取扱いには注意が必要で, 本人の同意なしに外
部の業者に提供することはできない. 補聴器の調
整に必要な情報には聴覚検査の結果や外耳・中耳
の状態の情報, 場合によっては疾患に関する情報
がある. フィッティングに必要な情報を提供する
旨を説明し同意を得る必要がある. また, 提供す
る情報に関しては可能な限り必要最低限にするこ
とが求められる. 特に, 注意したいことは, 純音
聴力検査の結果などの検査結果を電子カルテから
プリントアウトし提供する場合である. この場
合, 検査結果以外にも患者の ID 番号などが同時
に印刷されていることも多い. 同データを印刷後

表 2. 補聴器に関連した公的な支援など

支援内容	対象
障害者総合支援法に基づく補聴器の支給	身体障害者(聴覚障害)
軽中等度難聴児の補聴器購入助成	都道府県ごとに基準が異なる
確定申告での医療費控除	すべての難聴者

削除するか, 印刷時に除去するなどの必要があ
る. なお, 当院では検査結果の画像をコピーして
パワーポイントのスライドに貼り付け, その後ID
などの情報をトリミングしてプリントアウトして
いる.

公的な支援に関する説明

補聴器は高価な医療機器であるが, 基本的にそ
の費用は難聴者の負担となる. 様々な公的な支援
はそれらの負担を軽減する(表2). 障害者総合支
援法に基づく補聴器の支給や, 未成年者であれば
各都道府県の軽中等度難聴児を対象とした補聴器
購入助成制度がある. また, それらに該当しない
例でも, 補聴器の購入費を確定申告で医療控除と
して申請することも可能である. 医療控除に関し
ては補聴器相談医が補聴器適合に関する診療情報
提供書に医療を受けるために直接補聴器が必要性
な旨を記載し認定補聴器専門店に適合を依頼する
ことで受けることができる. 一般の難聴者のこれ
らの公的な支援に関する知識は十分とは言えず,
難聴者が必要とする情報を説明する必要がある.

終わりに

生じた結果に対して説明し納得していただくこ

とは当然であるが，あらかじめその効果やリスクについて予見できるとき，生じる前に説明することが重要である．たとえ不利益なことが生じたとしても，それがあらかじめ知らされていることであれば冷静に対応していただくことができる．一方，知らない不利益が生じると不安が生じ，ひいては不信感へとつながる．補聴器のフィッティングに関しても同じであり，その効果の限界となぜ生じるのか，どのように対応していけばいいのかなど今後の見通しを含め説明し，さらに検査結果など見える形で示すことで不安，不満の解消につながり，良い結果に結びつく．これらの説明は認定補聴器技能者などが行うよりも医師が直接行うことでより高い効果が期待できる．可能であれば担当医から直接行うことが望ましい．

文　献

1) Bernstein JGW, Mehraei G, Shamma S, et al：Spectrotemporal modulation sensitivity as a predictor of speech intelligibility for hearing-impaired listeners. J Am Acad Audiol, **24**：293-306, 2013.

2) 齋藤　修，西村忠己，吉田悠加ほか：補聴器適合検査のための雑音負荷時の語音明瞭度の検討．Audiol Jpn, **54**：147-152, 2011.

3) 小寺一興：語音明瞭度と補聴器の効果と適応：4-5, 補聴器フィッティングの考え方. 診断と治療社, 1999.

4) 日本聴覚医学会：補聴器適合検査の指針（2010）．Audiol Jpn, **53**：708-726, 2010.
　Summary　補聴器の適合状態を評価する方法と評価例が示されている．現在，日本でもっとも一般的に使用されているガイドラインと考えられる．

5) Livingston G, Sommerlad A, Orgeta V, et al：Dementia prevention, intervention, and care. Lancet, **390**：2673-2734, 2017.
　Summary　集団に対する認知症のリスクを評価したとき，修正可能なリスクの中で難聴がもっとも影響が大きいことが示された．

6) Amieva H, Ouvrard C, Giulioli C, et al：Self-Reported Hearing Loss, Hearing Aids, and Cognitive Decline in Elderly Adults：A 25-Year Study. J Am Geriatr Soc, **63**：2099-2104, 2015.

7) 杉内智子，小寺一興，調所廣之ほか：補聴器の耳型採型における副損傷．日耳鼻会報, **118**：1058-1067, 2015.
　Summary　日本における耳型採取時の副損傷を集計し，その詳細を検討，術後耳のリスクが高いことを報告している．

8) 日本聴覚医学会　福祉医療委員会報告．Audiol Jpn, **59**：151-154, 2016.

9) Dolan TG, Maurer JF：Noise exposure associated with hearing aid use in industry. J Speech Hear Res, **39**：251-260, 1996.

MB ENT, 255：41-48, 2021

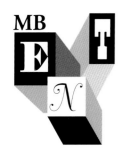

◆特集・患者満足度 up！耳鼻咽喉科の適切なインフォームド・コンセント

耳管開放症の診断と治療における インフォームド・コンセント

大島猛史*

Abstract 耳管開放症の症状は特徴的であり，診断基準に沿って診断することができる．特に，体位による症状の変化，鼓膜の呼吸性動揺に着目する．耳管機能検査は診断上有用で，その可視化されたデータは病状説明に役立つ．鼻すすりの有無は診断・治療上重要な項目であり，中耳真珠腫，癒着性中耳炎のリスクとなる．患者自身が意識していないこともあるので鼓膜陥凹は経過観察において必ずチェックしなければならない．耳管開放症は保存的治療が原則であるが，治療法は限られ外来診療での対応に苦慮することも少なくない．難治例はしっかりしたインフォームド・コンセントのうえで耳管ピン手術（現在は保険適用外）などの外科治療が選択されるが，基本的に耳管開放症「確実例」のみが適応となる．鼻すすり例に対しては鼓膜換気チューブ留置術が有効であるが，術後の症状悪化の可能性があるのでそれに対する術前の説明は必須である．

Key words 自声強聴（（voice）autophony），呼吸音聴取（breathing autophony），耳閉感（aural fullness），鼓膜の呼吸性動揺（tympanic membrane fluttering with breathing），鼻すすり癖（sniffing habit），耳管機能検査（Eustachian tube function test）

はじめに

耳管開放症は日常診療でよく遭遇する疾患の 1 つであるが，その診療を敬遠する医師も少なくないように思う．一見すると鼓膜は正常で，聴力検査，ティンパノグラムに異常はみられない．しかし，患者はしつこく症状を訴える．難聴はその程度をオージオグラムで数値化できるが，開放症状は他覚的評価が難しい．これらが敬遠の理由として挙げられるのではないだろうか．その結果，説明もうやむやになり，治療もそこそこ，患者は離れていき，インターネットなどの情報を頼りに自分で診断し医療機関を渡り歩くことになる．それでは，どのように説明すれば患者は納得し，信頼が得られるのか．もちろん，完璧な正解はないが，当科での診療経験をもとにまとめてみたい．

耳管開放症の病態と診断

1．病態と症状

耳管は通常は閉鎖しており，嚥下時などにごく短時間開く．耳管の開放が持続すると，咽頭と中耳腔を自由に空気と音声が交通することにより，自声強聴，呼吸音聴取，耳閉感などの不快な症状を引き起こす．これらの症状は下頭位で軽減消失する．耳管周囲にある翼突筋静脈叢の容量変化が生じるためである[1]．

自声強聴と呼吸音聴取は鼻咽腔から伝わる音声による．鼻腔から伝達される音は耳管径と相関する[2]．そのため，自声強聴の強い患者では耳管が大きく開放していると考えることができるが，本人の感受性には大きな差があるので，自覚症状と他覚所見が一致しない例は多い．呼吸音聴取は自声強聴より出現率は低いが，耳管開放症に特異的

* Oshima Takeshi，〒 173-8610 東京都板橋区大谷口上町 30-1 日本大学耳鼻咽喉・頭頸部外科学教室，教授

表 1. 耳管開放症診断基準案 2016
日本耳科学会ホームページから参照できる

```
確実例：1＋2＋3
疑い例：1＋(2 or 3)


1．自覚症状がある
   自声強聴，耳閉感，呼吸音聴取の 1 つ以上

2．耳管閉塞処置(A または B)で症状が明らかに改善する
   A．臥位・前屈位などの体位変化
   B．耳管咽頭口閉塞処置(綿棒，ジェルなど)

3．開放耳管の他覚的所見がある(以下の 1 つ以上)
   A．鼓膜の呼吸性動揺
   B．鼻咽腔圧に同期した外耳道圧変動
   C．音響法にて ① 提示音圧 100 dB 未満または ② 開放プラトー型
```

(日本耳科学会ホームページより)

である．耳閉感は音声伝達によるのではなく，圧の変化に起因すると思われるが，関連する圧受容体は鼓膜，中耳粘膜，耳管粘膜のどこにあるのか不明である．あるいは自声強聴などに伴い二次的に生じる感覚，中枢神経系の関与も否定できない．耳閉感は他の多くの疾患(耳疾患以外でも)でもみられる非特異的症状である．しかし，耳管開放症による耳閉感は自声強聴と同様に耳管閉塞処置(下頭位にする，耳管咽頭口をジェルで閉塞するなど)で軽快，消失することが多い．

嚥下時，開口時に耳に「バリバリ」「パキッ」などの異音がするという訴えで受診することがある．この音は耳管粘膜の離れる音で生理的な現象であるが，これを気にする患者が少なくない．以下の 3 点について説明している．① この音は異常ではない．② 耳管が開放傾向にある場合に生じやすい．③ 生理食塩水点鼻が有効である．そして，実際に点鼻を行い，音が消失することを確認している．

2．鼻すすり

耳管開放症患者の 3 割くらいは，耳管開放症の不快な症状を取り除く手段として無意識に鼻すすりを行っている．鼻すすりは中耳病変形成に直結するのでやめるように指導する．ここで問題とする鼻すすりは「耳のための鼻すすり」であり，鼻副鼻腔疾患の不快な鼻症状に伴う「鼻のための鼻すすり」ではない．「耳のための鼻すすり」をするときは耳管が開放しているため鼻咽腔の急激な陰

圧が中耳腔に到達し鼓膜を内陥させる．さらに，耳管がロックする場合は陰圧が持続し，真珠腫・癒着性中耳炎の原因となるので，その危険性を十分に説明する．なお，経過観察中は鼓膜所見に注意し，鼓膜陥凹が進行する場合，指導しても鼻すすりをやめることができない場合は鼓膜換気チューブ留置が必要になる．なお，小児の場合は適切な指導により鼻すすりをやめさせることはできるが，成人では困難である[3]．早期に発見して指導することが重要である．

3．診 断

日本耳科学会耳管委員会で「耳管開放症診断基準案 2016」(表 1)がまとめられた．これによると，耳管開放症の症状があり，それが耳管の閉鎖によって消失することが確認され，さらに開放耳管の他覚的所見が得られた場合のみ「確実例」と診断される．すべてを満たさない場合は「疑い例」となる．なお，「疑い例」と診断された症例の中には少なからず耳管開放症以外の疾患が混在していると考えられる．耳管開放症の症状は日によって，さらに 1 日のうちでも変動するので，診察時に無症状のこともあり「確実例」と診断できないこともある．「疑い例」の場合は繰り返しの診察により「確実例」あるいは「開放症以外の病態」を確認しなければならない．

体位による症状変化は耳管開放症の大きな特徴である．これがみられないと「この患者は本当に耳管開放症なのか？」と疑いを抱く．そのため，

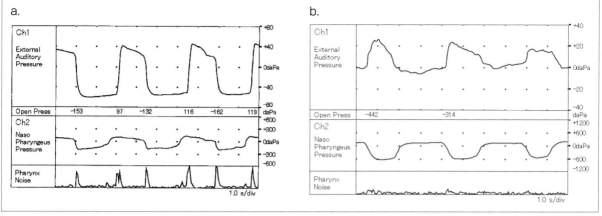

図 1. 耳管機能検査（TTAG）
鼻深呼吸時に鼻咽腔圧に同期した外耳道圧の変動がみられる(a)．これは耳管開放症の典型的な所見である．しかし，鼻咽腔圧と外耳道圧の変化が逆位相になる所見がみられることがある(b)が，これは耳管の開放所見ではない

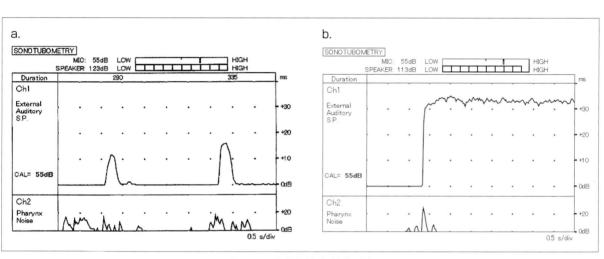

図 2. 耳管機能検査（音響法）
嚥下時に耳管が開放すると外耳道で検出される音圧が上昇する．通常は数百ミリ秒の持続である(a)が，耳管開放症ではこれが長く持続し開放プラトーと呼ばれる(b)．耳管開放症において開放プラトーの出現率は低い

診察時に無症状でない限りは問診だけにとどめずこれを確認するようにしている．前屈位にすることがもっとも容易である．頭部をひざの高さまで下げさせる．高齢者で前屈が十分にできない場合は診察椅子を倒して仰臥位にしている．上半規管裂隙症候群，外リンパ瘻，脳脊髄液減少症などでも起こりうる．また，高齢者では頭蓋内圧の上昇により症状の軽減を感じることがある．ジェルによる耳管咽頭口閉鎖は頭蓋内圧を変化させずに耳管を閉塞できるのでこれら疾患の除外診断に有用である．

「耳管開放症診断基準案 2016」では耳管機能検査装置がなくても鼓膜の呼吸性動揺を確認できれば耳管開放症の診断ができるが，耳管機能検査は耳管開放症の診断に非常に有用である．耳管開放症診断基準案では耳管鼓室気流動態法（TTAG），音響法で耳管開放症の診断を行う．なお，TTAGモードのない機種ではインピーダンス法で代用できる．TTAGは鼻深呼吸下で鼻咽腔圧に同期した外耳道圧の変動を検出する．鼻すすり癖のある場合は，まずバルサルバ法後に検査をすると偽陰性が少なくなる．なお，外耳道圧が逆位相になる場合は開放所見ではない（図1）．音響法では嚥下による外耳道音圧上昇の持続所見（プラトー型波形）を陽性とする（図2）が陽性率は高くない[4]．さらに，提示音圧が100 dB 未満の場合も陽性とする．

なお，体位を変換しつつ音響法を行う方法(大田法)も報告されている[5].

本人の訴える重症度と検査所見とは必ずしも相関しない．耳管が広く開放していても無症状で中耳病変がみられなければ治療の必要はない[6]．その点から考えると，耳管開放症の重症度の評価は自覚症状を指標とするのが妥当であろう．日常生活の支障度を10項目のアンケートにおいて40点満点で評価するPHI-10(patulous Eustachian tube handicap inventory-10)[7]がある．これは自声強聴，呼吸音聴取などの開放症状の評価はできないが，患者の耳管開放症に対する主観的要素を反映するので治療方針を決定するために当科でも参考にしている．

治療・予後とインフォームド・コンセント

耳管開放症の治療は保存的治療が原則である．まず，疾患の説明と生活上の注意事項，対処法について説明・指導を行うことが不可欠であり，それだけで特に治療を必要としないこともある．当科では耳管開放症の説明，主な治療法について記載された説明書(図3)を患者に渡し，それをもとに説明・指導を行っている．

本邦では治療薬として漢方薬がもっとも多く用いられている．その中で加味帰脾湯[8]の使用例が多いが，補中益気湯[9]などの漢方薬も使用している．これら漢方薬はすべての症例に効果があるわけではない．1, 2週間内服すれば効果の有無はわかる．漢方薬は一般的に「安全な薬」「無害な薬」と思われがちだが，重大な副作用として，偽アルドステロン症，ミオパチー，腸間膜静脈硬化症が指摘されており，漫然とした投与は控えるべきである．

生理食塩水点鼻療法はShambaughにより提唱された[10]．Bezold沫(ホウ酸・サリチル酸混合物)の耳管への噴霧治療に付加的に行われていたが，この点鼻療法だけでも治療効果を認める[11]．有症時に患者本人に点鼻をしてもらうが，点鼻された薬剤は耳管咽頭口に到達しなければ効果が発現し

ない．そのためには点鼻をする際の体位，頭位が重要であるため点鼻法を指導している．当科では診察椅子に座らせた状態で頭部を後屈して点鼻を行っている[12]．頭位を後屈(head back位)した状態では耳管咽頭口にほとんど点鼻液は到達しない[13]ので，直後に点鼻側を下に頭部を回旋する(図4)．これにより点鼻液は耳管咽頭口に到達する．生理的食塩水の効果発現機序は，耳管内腔への流入による湿潤，内腔狭小による．物理的に耳管内腔のスリットを閉鎖するためには1回の点鼻で少なくとも5滴以上は滴下する．ただし，頸部の硬い高齢者では回旋が不十分となるので，臥位での点鼻を試みる．生理食塩水点鼻療法の効果を実感できても点鼻をやめてしまう患者が少なくない．「一瞬しか効かない」という場合でも内服薬との併用で効果が表れてくる場合もあるので根気よく行うように説明する．なお，鼻スプレーは点鼻よりも耳管咽頭口への到達度は悪い[13]ので，耳管開放症に対する効果はほとんどない．点鼻液による点鼻法が勧められる．中耳腔への液体の侵入による耳痛，異和感，中耳炎という副作用の可能性はあるが，他の治療法に比べると安全度が高いので第一選択として勧められる．なお，嚥下時，開口時の「バリバリ」「パキッ」という異音は生理食塩水点鼻が効果的である．

耳管咽頭口を口腔用保湿ジェルにより閉塞する処置を行うこともある．当科ではこれを主に診断目的で使用している．体位変換による症状の変化が不明瞭な場合，有症時にジェルで閉塞して症状が消失するかどうかをみることによりその症状が耳管開放によるのかどうかを検討する．下頭位，頸部圧迫と同様に耳管閉塞処置の1つであるが，ジェルによる閉塞は頭蓋内圧上昇を伴わずに耳管を閉鎖できるので，前屈位で症状が改善するがあまりはっきりした反応を示さない例に対して症状の変化を確認する目的で行う．なお，ジェルに約10分の1量のルゴールを混ぜることにより閉鎖状態が持続するので治療目的に用いることもできる．東京都内でも数件のクリニックで行われている．

耳管開放症の方へ
（じかんかいほうしょう）

耳管とは?

耳の中耳と呼ばれる部位と鼻咽腔をつなぐ管のことです。大気から中耳にかかる圧力を調節する働きがあります。正常な状態では閉じており、あくびをしたりつばを飲み込んだりしたときだけ耳管が開きます。例えば、高い山に登ったり、飛行機に乗ったりすると耳が詰まったような感じがして、あくびやつばを飲み込むことで治ったという経験があるかと思いますが、これが耳管の開放による圧力の調節です。

耳管の開放の度合いは人それぞれです。耳管が狭くなり中耳の圧調整が上手くいかなくなるのが耳管狭窄症、逆に必要以上に開いている場合に起こるのが耳管開放症です。

耳管開放症とは?

耳管が常に開いており、不快な症状が出現した場合を言います。

■原因
ストレス、体重減少、加齢、妊娠、経口ピル、中耳炎など様々ですが、原因不明であることも多いです。

■症状
自分の声が耳に響いてうるさい（自声強聴）、耳がふさがった感じがする（耳閉感）、自分の呼吸音が響いて聞こえる、などがみられます。これらの症状は他の耳疾患においても出現することがありますが、耳管開放症の場合は横になったり頭を下げると改善します。立ち仕事が続いたり運動や脱水などにより悪化する傾向があります。

■診断
典型例では、鼓膜が呼吸とともに動揺します。その他、耳管機能検査やCT検査、聴力検査、レントゲン検査など各種の検査を総合して診断します。耳管開放症は症状が常に症状や所見が見られる疾患ではないので、問診が非常に重要な診断の手がかりであり、検査を反復することが必要な場合も多いです。

■治療
重症度に応じて、生活指導、点鼻療法や漢方療法、耳管処置、手術療法を選択します。一般的にはまず生活指導、点鼻薬等を試し、効果が不十分な場合にその他の治療に進みます。

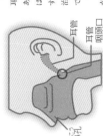

① 生活指導

痩せの改善・予防、水分補給、スカーフ療法（スカーフを首に巻く）などがあります。激しい運動をした後の他、気温が低くなった時、乾燥しているときなどには症状が悪化するようです。運動後には適切な水分補給、マスクをしながら保湿に務めることも効果があるようです。（男性ならネクタイ、女性ならスカーフやハイネックのセーターなど）により耳管周囲にむくみを生じさせると症状が軽減します。ただし、強く締めすぎると気を失うこともありますので少々注意が必要です。

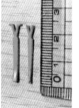

△注意△
鼻をすすると症状が改善することがありますが、後に真珠腫性中耳炎や癒着性中耳炎等といった手術が必要な中耳炎に移行することがありますので、鼻すすりはやめましょう。

② 点鼻療法

症状のある側の鼻から生理食塩水を垂らします。心不全や腎不全で塩分の制限がある場合を除き、ほとんどないので手軽に行える治療法です。

③ 漢方療法

補中益気湯（ほちゅうえっきとう）、加味帰脾湯（かみきひとう）などを1日3回食前に内服します。比較的軽症な方に有効である場合が多いです。

④ 耳管処置

鼻から金属の管を通し、空気や薬液、医機用ゼリーなどを耳管に直接注入します。薬液や医療用ゼリーの注入は診断のために行うこともありますが、効果は人それぞれですが、1日～10日の効果が持続することがあります。

⑤ 耳管ピン挿入術

上記の保存的治療法を行っても症状が改善せず、かつ診断時に明らかな耳管開放所見が見られる場合に選択します。改善率は約80%です。鼓膜に局所麻酔液を浸透させ、鼓膜切開し、シリコン製のピンを耳管に挿入します。問題点は、ピンの脱落や再手術の可能性（約10%）、滲出性中耳炎の発症（約15%）、鼓膜穿孔の危険性（約20%）、耳鳴り（数%）などがあります。そのため、手術によるメリットとデメリットを十分に相談したうえでの治療となります。また、ピンの挿入ができずに手術を中止することもあります（数%）。

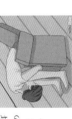
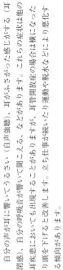

図 3. 患者への説明パンフレット

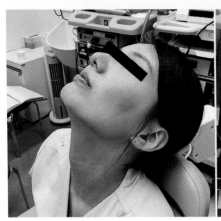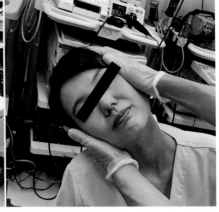

a | b

図 4.
点鼻時の頭位
まず頭部を後屈した状態（a）で患側に点鼻する．すぐに頭部を患側に倒す（b）と点鼻された食塩水は耳管咽頭口に到達しやすい
（文献 12 より）

鼓膜に 3M 社のステリストリップテープをパッチする治療法もある．鼓膜の呼吸性動揺が抑制され耳閉感に対して有効であると報告されている[14]．

耳管開放症で生じる自声強聴は患者にとって大きい苦痛である．そのため，多くの保存的治療で改善しない場合は外科的治療が考慮される．これまで，耳管内腔を充填する方法（軟骨，耳管ピン，カテーテル，軟組織），口蓋帆張筋に対する手術，咽頭口結紮術，咽頭口閉鎖術，人工耳管[15]などが報告されてきた．また，内視鏡下に粘膜下に軟骨片などを留置する手術も試みられた[16]．しかし，これらの中にはすでに現在行われていない手術もあり，また実施している施設も限られている．当科では耳管ピン挿入術[17]を行っている．有効率は 8 割程度とされる[18]が，主な合併症としては鼓膜穿孔の残存と滲出性中耳炎がみられる．鼓膜換気チューブ留置術は耳管開放症の鼻すすりに対して有効である[19]が，術後は鼻すすりによる耳管ロックができなくなるので一時的に患者の不快感が増すので術前に十分に説明することが必要である．

耳管開放症患者は小さなことを考えすぎる傾向にあり，有意に神経症的傾向が強いと報告されている[20]．症例によっては心療内科，精神神経科とも相談し治療を行う．

耳管開放症の予後については不明である．自然治癒も少なくないと推測される．患者は「ほかの病院では，もう治らないと言われた」とよく訴えるが，けっして不治の病ではないと思し，そのようなエビデンスもない．根気よく治療に臨む姿勢をみせることが患者の安心につながる．

診断・治療のポイント

以上述べてきた耳管開放症の診療におけるポイントをあらためて以下にまとめる．

1）耳管開放症の症状は間欠的であり，診察時に無症状のことも多い．症状の推移を評価するために定型的な問診票を用いるとよい．当科では PHI-10 を用いている．

2）自声強聴と聴覚過敏をはっきりと区別する．耳管開放症では開放耳管から侵入した耳声は響くが，他声，環境音は響かない．

3）鼻すすりを伴う耳管開放症では聴覚過敏が主訴となり，体位による症状の変化がはっきりしないことがある．

4）鼓膜の呼吸性動揺はもっとも簡便に評価できる他覚的所見であり，陽性率も高い．受診時には必ずその有無を確認する．

5）定期的に耳管機能検査を行うのが望ましい．特に，音響法におけるスピーカー音圧の数値は耳管径とのある程度の定量性があり[2]，経過の指標として用いてもよい．診断基準ではこの数値が 100 dB 未満を耳管開放症の陽性所見としている．

6）下頭位，頸部圧迫を診察室で実際に行い症状が消失することを確認する．それらにより症状はコントロールできることを説明する．

7）開放症の症状は間欠的であり，変動も大きい．もし，現在は症状がひどくてもあまり心配しないように説明する．PHI-10，音響法の提示音圧は病状を説明する数値として使用できる．

8）ティンパノグラムでピークが陰圧である場合は，特に鼻すすり癖について確認する．患者自身が鼻すすりを自覚していない場合もある．

9）鼻すすりがやめられない場合は鼓膜換気チューブ留置の適応になる．小児の場合はそれによって鼻すすり癖がなくなることが多い．

10）一方，成人の場合はチューブ留置により症状増悪を訴えることがある．術前に丁寧な説明が必要である．

11）加味帰脾湯は耳管開放症に対しておそらくもっとも多く処方されている．1〜2週の短期投与でその効果を確認できる．重大な副作用として，偽アルドステロン症，ミオパチー，腸間膜静脈硬化症が指摘されている．

12）嚥下時，開口時の異音に対しては生理食塩水点鼻が有効である．

13）生理食塩水点鼻は点鼻法の指導がもっとも重要である．当科では有症時に指導している．

おわりに

耳管開放症は日常でよく遭遇するありふれた疾患である．致死的疾患でもないし，聴覚機能を喪失することもない．しかし，患者の訴えは切実であり対応に時間かかることも少なくない．丁寧な説明が求められる．

文 献

1）Oshima T, Ogura M, Kikuchi T, et al：Involvement of pterygoid venous plexus in patulous eustachian tube symptoms. Acta Otolaryngola, **127**：693-699, 2007.

2）Takata I, Ikeda R, Kawase T, et al：Sonotubometric assessment for severity of patulous eustachian tube. Otol Neurotol, **388**：846-852, 2017.

3）Ikeda R, Oshima T, Oshima H, et al：Management of patulous eustachian tube with habitual sniffing. Otol Neurotol, **32**：790-793, 2011.

4）菊地俊晶，小林俊光，大島猛史ほか：耳管開放症診断における音響耳管法（sonotubometry）の問題点─高い偽陽性率と検査法の位置づけ─. Otol Jpn, **23**（3）：193-197, 2013.

5）大田重人，桂 弘和，池畑美樹ほか：耳管開放症に対する音響法を用いた体位変換耳管機能検査. Otol Jpn, **25**（5）：800-805, 2015.

6）Magunuson B：Tubal closing failure in retraction type cholesteatoma and adhesive middle ear lesions. Acta Otolaryngol, **86**：408-417, 1978.
  Summary 耳管閉鎖障害を4つのタイプに分類した．それぞれの特徴，対処法が述べられている．鼻すすりについても記載あり．

7）Ikeda R, Kikuchi T, Oshima H, et al：New scoring system for evaluating patulous eustachian tube patients. Otol Neurotol, **38**：708-713, 2017.
  Summary 耳管開放症の自覚症状による日常生活の支障度を40点満点でスコア化し，重症度の指標としている．

8）石川 滋：耳管開放症に対する薬物療法の試み加味帰脾湯の使用経験. 耳鼻臨床, **87**：1337-1347, 1994.

9）竹越哲男，小暮敏明，齋藤 晶：耳管の検査と処置─私の方法（Ⅲ）漢方治療医（耳鼻咽喉科漢方医）として. MB ENT, **201**：47-52, 2017.

10）Shambaugh GE：Continuously open eustachian tube. Arch Otolaryngol, **27**：420-425, 1938.

11）Oshima T, Kikuchi T, Kawase T, et al：Nasal instillation of physiological saline for patulous eustachian tube. Acta Otolaryngol, **130**（5）：550-553, 2010.

12）大島猛史：耳管開放症に対する内服・外用薬の使い方. MB ENT, **231**：26-31, 2019.

13）Karagama YG, Rashid M, Lancaster JL, et al：Intranasal delivery of drugs to eustachian tube orifice. J Laryngol Otol, **125**：934-939, 2011.

14）稲垣 彰：耳管の検査と処置─私の工夫（Ⅱ）鼓膜パッチ療法の立場から. MB ENT, **201**：39-46, 2017.

15）守田雅弘，三代康雄，土井勝美ほか：耳管機能障害の新しい手術治療『人工耳管』開発の試み；耳管開放症・閉鎖不全症での使用経験. Otol Jpn, **14**：497, 2004.

16）Poe DS：Diagnosis and management of the patulous eustachian tube. Otol Neurotol, **28**：668-677, 2007.
  Summary 耳管咽頭口の内視鏡所見とともに咽頭口側から粘膜下にグラフト留置する治療法

を紹介. 鑑別診断として上半規管裂隙症候群を
挙げている.

17) Kikuchi T, Ikeda R, Oshima H, et al：Effectiveness of Kobayashi plug for 252 ears with chronic patulous Eustachian tube. Acta Otolaryngol, **137**：253-258, 2017.
18) Ikeda R, Oshima T, Mizuta K, et al：Efficacy of a silicone plug for patulous eustachian tube：a prospective, multicenter case series. Laryngoscope, **130**：1304-1309, 2020.
19) Endo S, Mizuta K, Takahashi G, et al：The effect of ventilation tube insertion or transtympanic silicone plug insertion on a patulous Eustachian tube. Acta Otolaryngol, **136**：551-555, 2016.
20) 福田智美, 今村　明, 田中藤信ほか：耳管開放症患者の性格特性とその病態形成への関与. Otol Jpn, **17**(2)：113-117, 2007.

MB ENT, 255：49-56, 2021

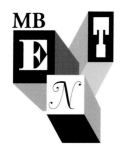

◆特集・患者満足度 up！耳鼻咽喉科の適切なインフォームド・コンセント

良性発作性頭位めまい症における インフォームド・コンセント

角南貴司子*

Abstract 良性発作性頭位めまい症(BPPV)の診断，治療を行う際には患者に病態の理解，検査・治療について説明し理解が得られることが重要である．診断には頭位・頭位変換検査により診断を行う．症状および神経学的所見の確認が BPPV と合致しており典型的な眼振所見が得られればそれ以上の精査は必ずしも必要ではない．治療については耳石浮遊置換法を行うべきである．非特異的な運動療法を行うよりも高い効果がある．薬物治療は効果がなく薬物の投与は利点より欠点が多いと考えられている．再発を繰り返すことも多く，繰り返し治療を行うこともある．高齢者の転倒リスクの1つでもあることより疾患について理解が得られるように説明する必要がある．

Key words 頭位・頭位変換検査(Dix-Hallpike maneuver, supine roll test)，耳石浮遊置換法(canalith repositioning procedure)，再発(recurrence)，転倒(fall)，患者教育(education)

はじめに

2017 年に American Academy of Otolaryngology-Head and Neck Surgery；AAO-HNS が発表した良性発作性頭位めまい症 BPPV の診療ガイドラインにおいて，診療・治療の一環として患者へ病態，病因，診断の仕方，治療法，再発などについての教育が行うべきこととして推奨されている[1]．BPPV の診断には頭位・頭位変換検査が行われるが，検査中にめまいが生じることが多く，治療として行われる耳石浮遊置換法は施行時にめまいが生じる．このような診療行為を患者が納得して受けるためには病態の理解が不可欠である．自宅での治療としては，非特異的な運動療法よりも患側と責任半規管に応じた自己耳石浮遊置換法のほうが効果があることが報告されている．自己耳石浮遊置換法を行うためには病態と治療法の理解が必要である．高齢者では BPPV は転倒の一因となっていることが示唆されており，治療を受ける

ことにより転倒の頻度が減少することが報告されている[2]．転倒を減らし，高齢者の ADL を向上するためにも患者が病態を理解し検査・治療の必要性を納得することが非常に重要である．

BPPV の病態と原因，診断，治療，経過と予後について，および患者への説明を以下に述べる．

病態と原因

Schuknecht が 1969 年に BPPV の既往のある症例の側頭骨において後半規管の内側に付着した顆粒状物質や耳石の剝離所見を報告して以来，BPPV の病態は耳石が脱落し半規管内に迷入することであると考えられている．BPPV の症例の剖検におけるクプラ結石症の所見は多数報告がある[3)4)]．Parnes らは BPPV の症例に対する半規管遮断術の際に後半規管の canal 内に多くの浮遊する粒子塊を観察している[5]．これらの報告より BPPV の病態は脱落した耳石が半規管内に浮遊する半規管結石症と脱落した耳石が膨大部に付着す

* Sunami Kishiko, 〒545-8585 大阪市阿倍野区旭町 1-4-3 大阪市立大学大学院医学研究科耳鼻咽喉科・頭頸部外科，教授

るクプラ結石症であると考えられている．耳石が脱落する要因としては頭部外傷による機械的な脱落，中耳炎，中耳手術(特にアブミ骨手術)，前庭神経炎による卵形嚢の変性などが報告されているが，特に要因のない特発性がもっとも多い[6]．また，睡眠頭位とBPPVの患側には関連があることが報告されている．右側臥位で就寝する習慣のある症例では右の外側または後半規管に患側があることが多く，左側臥位で就寝する習慣のある症例では左に患側があることが多い[7]．これらの報告より脱落した耳石が睡眠時に半規管内に貯留すると考えられる．加齢により耳石器の変性が生じることが報告されており，高齢者にBPPVが多い原因の可能性もある．更年期以降の女性にBPPVが多いことよりエストロゲンとの関連も示唆されている．エストロゲン低下により耳石の脱カルシウムが亢進し，内外リンパ液の素性の変化が生じ，BPPV発症の要因となっている可能性がある[8]．

診　断

日本めまい平衡医学会のめまい診断基準化のための資料　診断基準2017改定では表1〜3に示すように後半規管型半規管結石症，外側半規管型半規管結石症，外側半規管型クプラ結石症に分けて診断基準が定められている[9]．後半規管型半規管結石症では確実例としてはAの症状5項目とB検査所見の4項目を満たしたもの，寛解例では過去にAの症状5項目を満たしていたが，頭位・頭位変換眼振を認めず，自然寛解したと考えられるもの，非定型例としてA症状の5項目とB検査所見の4の項目を満たし，1〜3の項目を満たす眼振を認めないもの，としている．外側半規管型においても同様に確実例，寛解例，非定型例が定められている．

検　査

日本めまい平衡医学会のめまい診断基準化のための資料においてBPPVの検査は頭位・頭位変換検査において誘発される眼振の確認とその他の疾

患の除外を行うこととされている．

後半規管型BPPVではDix-Hallpike法で患側に45°頸部を捻転し，座位から懸垂頭位で眼球の上極が患側へ向かう回旋性眼振(上眼瞼向き眼振が混在)が発現，懸垂頭位から座位で眼球の上極が健側へ向かう回旋性眼振(下眼瞼向き眼振が混在)が発現する．外側半規管型BPPVでは臥位での頭位眼振(supine roll test)において半規管結石症では方向交代性向地性眼振，クプラ結石症では方向交代性背地性眼振を認める．半規管結石症では眼振は潜時をおいて発現し，次第に増強した後に減弱消失する．眼振の持続時間は1分以内のことが多い．クプラ結石症では眼振は潜時なく出現し，めまい頭位を続ければ1分以上持続する．いずれの場合でも眼振に伴ってめまい感が出現する．

AAO-HNSのBPPVの診療ガイドライン(2017)では後半規管型BPPVではDix-Hallpike法が強く推奨され，外側半規管型BPPVではsupine roll testが推奨されている．それとともに他の疾患の除外が推奨となっており，めまい診断基準化のための資料とほぼ同じとなっている[1]．AAO-HNSのBPPVの診療ガイドライン(2017)では他の前庭疾患や神経疾患の症状が存在せず，典型的なBPPVの症状とDix-Hallpike法もしくはsupine roll testで典型的な眼振所見がある場合には画像検査や頭位・頭位変換検査以上の平衡機能検査は推奨しないと報告している．一方で，Johkuraは小脳虫部のごく小さな病変で方向交代性背地性眼振が出現することを報告しており，ごく小さな病変では明らかな他の神経症状がみられないこともあり注意が必要である[10]．めまいで受診した患者に麻痺などがないにもかかわらず歩行ができないなどの体幹失調がある場合にはMRIによる精査も必要と考える．

治療法

治療の第一選択は耳石浮遊置換法である．後半規管型BPPVではEpley法，Semont法などが行われ，外側半規管型BPPVではBarbecue roll法，

表 1. 後半規管型良性発作性頭位めまい症（半規管結石症）

A. 症状

1. 特定の頭位変換によって回転性あるいは動揺性のめまいが起こる.
2. めまいは数秒の潜時をおいて出現し，次第に増強した後に減弱ないし消失する. めまいの持続時間は1分以内のことが多い.
3. 繰り返して同じ頭位変換を行うと，めまいは軽減するか，起こらなくなる.
4. めまいに随伴する難聴，耳鳴，耳閉塞感などの聴覚症状を認めない.
5. 第Ⅷ脳神経以外の神経症状がない.

B. 検査所見

フレンツェル眼鏡または赤外線CCDカメラを装着して頭位・頭位変換眼振検査を行い，出現する眼振の性状とめまいの有無を検査する

1. 座位での患側向き45°頸部捻転から患側向き45°懸垂位への頭位変換眼振検査にて眼球の上極が患側へ向かう回旋性眼振が発現する. 眼振には強い回旋成分に上眼瞼向き垂直成分が混在していることが多い.
2. 上記の眼振の消失後に懸垂頭位から座位に戻したときに，眼球の上極が健側へ向かう回旋性眼振が発現する. この眼振には下眼瞼向き垂直成分が混合していることが多い.
3. 眼振は数秒の潜時をおいて発現し，次第に増強した後に減弱，消失する. 持続時間は1分以内のことが多い. 眼振の出現に伴ってめまいを自覚する.
4. 良性発作性頭位めまい症と類似しためまいを呈する内耳・後迷路性疾患，小脳，脳幹を中心とした中枢性疾患など，原因既知の疾患を除外できる.

表 2. 外側半規管型良性発作性頭位めまい症（半規管結石症）

A. 症状

1. 特定の頭位変換によって回転性あるいは動揺性のめまいが起こる.
2. めまいは数秒の潜時をおいて出現し，次第に増強した後に減弱ないし消失する. めまいの持続時間は1分以内のことが多い.
3. 繰り返して同じ頭位変換を行うと，めまいは軽減する.
4. めまいに随伴する難聴，耳鳴，耳閉塞感などの聴覚症状を認めない.
5. 第Ⅷ脳神経以外の神経症状がない.

B. 検査所見

フレンツェル眼鏡または赤外線CCDカメラを装着して頭位・頭位変換眼振検査を行い，出現する眼振の性状とめまいの有無を検査する

1. 臥位での頭位眼振検査にて右下頭位で右向き水平性眼振と左下頭位で左向き水平性眼振の方向交代性下向性(向地性)眼振が発現する. 眼振には回旋成分が混在していることが多い.
2. 眼振は数秒の潜時をおいて発現し，次第に増強した後に減弱，消失する. 持続時間は1分以内のことが多い. 眼振の出現に伴ってめまいを自覚する.
3. 良性発作性頭位めまい症と類似しためまいを呈する内耳・後迷路性疾患，小脳，脳幹を中心とした中枢性疾患など，原因既知の疾患を除外できる.

表 3. 外側半規管型良性発作性頭位めまい症（クプラ結石症）

A. 症状

1. 特定の頭位により，回転性あるいは動揺性のめまいが起こる.
2. めまいは潜時なく出現し，特定の頭位を維持する限り1分以上持続する.
3. めまいに随伴する難聴，耳鳴，耳閉塞感などの聴覚症状を認めない.
4. 第Ⅷ脳神経以外の神経症状がない.

B. 検査所見

フレンツェル眼鏡または赤外線CCDカメラを装着して頭位・頭位変換眼振検査を行い，出現する眼振の性状とめまいの有無を検査する

1. 臥位での頭位眼振検査にて右下頭位で左向き水平性眼振と左下頭位で右向き水平性眼振の方向交代性上向性(背地性)眼振が発現する. 眼振には回旋成分が混在していることが多い.
2. 眼振は潜時なく出現し，めまい頭位を維持する限り1分以上持続する. 眼振の出現に伴ってめまいを自覚する.
3. 良性発作性頭位めまい症と類似しためまいを呈する内耳・後迷路性疾患，小脳，脳幹を中心とした中枢性疾患など，原因既知の疾患を除外できる.

Gufoni法などが行われる[11)12)]. いずれの場合でも非特異的な運動療法と比較して高い治癒率が報告されている. 後半規管型BPPVでEpley法を行なった場合では1週間後に治癒が得られている割合は80.5%であるが非特異的な運動療法では25%の症例で治癒が得られたのみであり，外側半規管型BPPV半規管結石症でBarbecue roll法またはGufoni法を行った場合の治癒が得られてい

る割合は69%，61%であったが非特異的な運動療法では35%にとどまっている[12)13)]．外側半規管型クプラ結石症においても耳石浮遊置換法を行ったほうが非特異的な運動療法と比べて高い治癒が得られることが報告されている．自宅での運動療法についても非特異的な運動療法よりも特異的な耳石浮遊置換法を行ったほうが良好な治療成績が得られている[14)]．よって，耳石が迷入した半規管に応じた耳石浮遊置換法を極力行うべきである．また，耳石浮遊置換法を行ったのち安静の指示は有効な効果がなく，むしろ安静にした方に再発率が高い傾向が認められている[15)16)]．よって，AAO-HNSのBPPVの診療ガイドライン(2017)では耳石浮遊置換法後の安静の指示はすべきではないとしている．耳石浮遊置換法の1ヶ月後に治療の効果判定を行い，BPPVが残存している場合には2回目の耳石浮遊置換法を行うことが望ましい．初期治療によりめまいが軽快しなかった場合には中枢病変の可能性を再度検討することも必要である．耳石浮遊置換法の効果がなかった症例にごく稀ではあるが中枢病変が認められたことが報告されている[17)]．

薬物による治療については前庭抑制薬，ベンゾジアゼピン系薬物，抗ヒスタミン薬は効果がないうえに転倒のリスクを上昇させ，これらの薬物は前庭障害後の中枢代償を抑制するため推奨されていない．後半規管型BPPVではEpley単独治療のほうが，投薬を併用した群と比較して早く改善がみられるとの報告もある[18)]．めまいによる強い吐き気や自律神経症状がある場合に制吐薬などを使用する以外には薬物治療は行われるべきではない．めまいへの恐怖心が強い場合には抗めまい薬の処方を希望されることがあるがその場合でもできるだけ短期間にとどめるべきである．

難治例や再発を繰り返す症例に対しては頭部挙上での就寝も効果がある．45°上半身を起こして就寝することによりめまいが軽減することが報告されている[19)]．仰臥位になると耳石器が半規管の直上に位置するため脱落した耳石が半規管内に迷入しやすくなることが予想されるため，上半身をやや挙上することにより耳石器からの脱落が少なくなると考えられている．

経過と予後

BPPVは治療を行えば早期に改善が得られる疾患であるが，しばしば再発がみられる．半年以内に5〜13.5%，1年以内に10〜18%，徐々に再発率は高くなり36%ほどの症例に再発がみられる[1)20)]．外傷性BPPVの場合にはさらに再発率が高くなる[21)]．外傷性の場合には，特発性よりも難治のことがあり耳石浮遊置換法を繰り返し行わなければならないこともある．BPPVは高齢者における転倒のリスクの一因となっていることが示唆されており注意が必要である．耳石浮遊置換法を行うことにより高齢BPPV症例の転倒リスクを減らすことができる[2)22)]．35〜50%のBPPV症例で自然寛解が得られる[16)]．そのため，頸椎疾患や全身状態により耳石浮遊置換法を行うことが困難な場合には経過観察を行うこともある．その場合でも耳石浮遊置換法を行ったほうが早い改善が得られることを説明することが望ましいと考える．

～患者への説明～

1．良性発作性頭位めまい症(BPPV)とはどんな病気ですか？

良性発作性頭位めまい症はめまいの原因としてはもっとも多い疾患です．多くの人が生涯に一度は経験するとも言われています．原因は耳の一番奥にある内耳にあります．名前の通り，良性＝命にかかわる病気ではありません．発作性＝急にめまいが生じます．頭位＝頭を動かしたとき，または頭を一定の位置にしたときに回転するような，または落ちるようなめまいが生じます．

2．原因は？

耳は音を感じる器官ですが，体のバランスを感じる器官でもあります．耳の奥深く，脳との境目の骨の中に内耳があります．内耳には音を感じる蝸牛と，体のバランスを感じる前庭(半規管，耳石

器)があります．半規管は輪状の管になっていて，中にはリンパ液が入っています．頭を動かすとリンパ液が動いて半規管の付け根にある感覚細胞を刺激します．半規管は頭を動かしたときの視線の調整を担っています．半規管は前半規管，後半規管，外側半規管の3つがあり，頭の動く方向によって刺激される半規管が異なります．耳石器は炭酸カルシウムの結晶が感覚細胞の上に存在し重力や頭部への加速度に応じて耳石が動くことにより感覚細胞が刺激されることによって重力などを感じます．良性発作性頭位めまい症は耳石器の炭酸カルシウムの結晶が脱落して半規管の中にたまることにより生じます．半規管の管の中に脱落耳石がたまったものを半規管結石症，感覚細胞の上にあるクプラの上にくっついたものをクプラ結石症と言います(図1)．頭を動かすと半規管の中やクプラの上にたまった耳石が動き，半規管の感覚細胞を刺激します．半規管の感覚細胞が刺激されると眼が動きます．それにより周りの景色が動いて見えたり，自分が動くような感覚が生じてめまいが起こります．耳石が入り込む半規管は後半規管と外側半規管がほとんどで，前半規管にはほぼ入りません．後半規管に耳石が入ると寝たり起きたりするような頭の動きでめまいが生じます．外側半規管に耳石が入ると寝返りの動きでめまいが生じることが多いです．

3．どんな症状が出ますか？

頭を動かすたびに激しいめまいがします．頭をうごかさないようにしているとめまいは一時的に治まりますが，動かすと再びめまいが生じます．また，なんどもめまいの生じる頭の位置を繰り返してとると，めまいが弱くなることがあります．めまいが強い時には吐き気，嘔吐も生じます．また，聞こえの悪化やその他の神経症状(顔面や体のしびれや感覚の障害，脱力など)はなく，意識が障害されることもありません．

4．診断の仕方は？

頭を動かしながら(頭位変換検査，臥位頭位検査)目の動き(眼振)を確認します．頭位変換検査

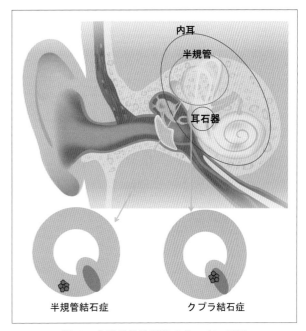

図1．良性発作性頭位めまい症の原因

はDix-Hallpike法とも呼ばれ，座位から頭を45°傾けて頭が少し下げた状態(懸垂頭位)になったとき，懸垂頭位から座位に戻ったときの眼振を確認します(図2)．頭位検査では仰向けに寝たとき(仰臥位)，右側臥位，左側臥位での眼振を確認します．後半規管型BPPVでは懸垂頭位になったとき，または座位になったときに回転するような眼振がみられ，頭の動きが変わると回転の方向が変わります．眼振と一緒にめまいが起こります．外側半規管型BPPVでは寝返りによって右または左へ向く眼振が起こります．反対側に寝返りすると眼振の向きが変わります．BPPVであれば検査中にめまいが生じますが眼振の出現する頭の位置と性状によって良性発作性頭位めまい症の診断，耳石がどの半規管に迷入しているかの診断が可能となります．また，他の神経症状(頭部や体の痺れや感覚の低下・麻痺など)がないことを確認することも必要です．頭位変換検査や頭位検査にて典型的なBPPVの眼振が確認できるときには必ずしもCTやMRIなどの画像検査は必要ではありません．

5．治療法は？

半規管の中にある耳石を排出させるために耳石浮遊置換法を行います．頭を半規管の向きに従って動かして耳石を排出させます．耳石が入ってい

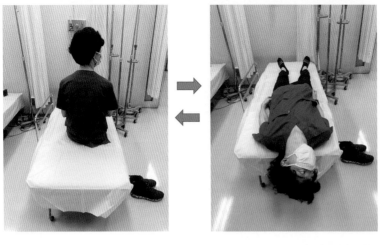

図 2.
Dix-Hallpike 法

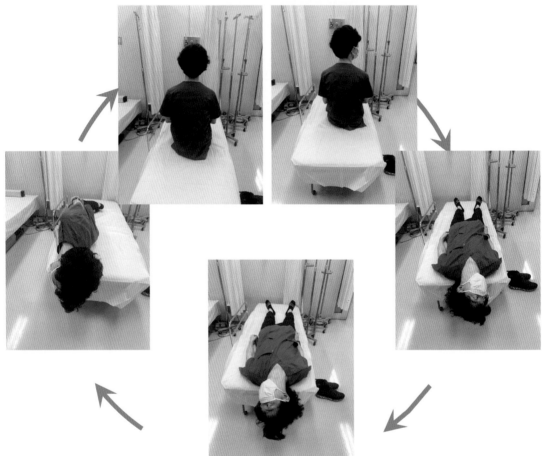

図 3. Epley 法

る半規管に応じた方法を行います．後半規管に耳石が入っているときには Epley 法や Semont 法という治療法を行います（図3）．外側半規管に入っているときには Lempert 法や Gufoni 法を行います．耳石浮遊置換法を受けたのち，めまいが消失

していなければもう一度耳石浮遊置換法を受ける必要があります．そのためには治療を受けてから1，2ヶ月後には再度，頭位・頭位変換検査を受けて治っているかどうか確認することが望ましいです．また，耳石が入り込んでいる半規管がきちん

と診断されていれば自宅で耳石浮遊置換法を行う
ことも可能です. その場合には医師に治療法の指
導を受けてください. 投薬治療は基本的には行い
ません. BPPV を治す薬物治療は現時点ではあり
ません. めまいが生じたときに嘔気や症状を軽減
するためにめまい止めや吐き気止めが処方される
こともあります.

6. 自然治癒はあるの？

自然に治ってしまうことが 35～50% ほどあり
ます. どうしても耳石浮遊置換法を受けることが
できないときには自然に良くなることを待つこと
もありますが, 治癒までの期間が長くなる傾向が
あります. その場合には, めまいや不安定感が長
く続くことがあるので転倒に注意する必要があり
ます.

7. 予後について

治療後しばらく不安定感, 浮動感が残ることも
ありますが, 徐々に改善します. 転倒に注意して
できるだけもとの活動的な生活に戻ることが重要
です. BPPV が治癒しても不安定感が残るときに
は前庭リハビリテーションを行うこともあります.

残念ながら1年以内に 10～18% の方に再発が生
じます. 長期的には 36% の方に再発が生じると言
われています. 再発を繰り返す場合や治癒に時間
がかかる場合には上半身をやや起こす姿勢で就寝
していただくこともあります.

参考文献

1) Bhattacharyya N, Gubbels SP, Schwartz SR, et al：Clinical Practice Guideline：Benign Parox-ysmal Positional Vertigo（Update）. Otolaryn-gology Head Neck Surg, **156**：S1-S47, 2017.
   Summary 良性発作性頭位めまい症の診断, 治療についてエビデンスに基づいて解析し推奨すべき治療について述べている.

2) Ganança FF, Gazzola JM, Ganança CF, et al：Elderly falls associated with benign paroxys-mal positional vertigo. Braz J Otorhinolaryn-gol, **76**：113-120, 2010.

3) Schuknecht HF：Cupulolithiasis. Arch Otolar-yngol, **90**：765-778, 1969.

4) Merchant SN, Schuknecht HF：Vestibular atelectasis. Ann Otol Rhinol Laryngol, **97**：565-576, 1988.

5) Parnes LS, McClure JA：Free-floating endo-lymph particles：a new operative finding dur-ing posterior semicircular canal occlusion. Laryngoscope, **102**(9)：988-992 1992.

6) Merchant SN, Nadol JB Jr(eds)：Schuknecht's Pathology of the Ear. ed 3. Pmph USA Lt：p.613, 2010.

7) Shim DB, Kim JH, Park KC, et al：Correlation between the head-lying side during sleep and the affected side by benign paroxysmal posi-tional vertigo involving the posterior or hori-zontal semicircular canal. Laryngoscope, **122**(4)：873-876, 2012.

8) 鈴木 衞：良性発作性頭位めまい症に関与する耳石の基礎的知見. Equilibrium Res, **65**(2)：91-103, 2006.

9) 診断基準化委員：めまいの診断基準化のための資料 診断基準 2017 年改定. Equilibrium Res, **76**(3)：233-241, 2017.

10) Johkura K：Central Paroxysmal Positional Vertigo：Isolated Dizziness Caused by Small Cerebellar Hemorrhage. Stroke, **38**：e26-e27, 2007.

11) Epley JM：The canalith repositioning proce-dure：for treatment of benign paroxysmal positional vertigo. Otolaryngol Head Neck Surg, **107**(3)：399-404, 1992.

12) Kim JS, Oh S-Y, Lee S-H, et al：Randomized clinical trial for geotropic horizontal canal benign paroxysmal positional vertigo. Neurol-ogy, **79**：700-707, 2012.

13) Amor-Dorado JC, Barreira-Fernández MP, Aran-Gonzalez I, et al：Particle repositioning maneuver versus Brandt-Daroff exercise for treatment of unilateral idiopathic BPPV of the posterior semicircular canal：a randomized prospective clinical trial with short- and long-term outcome. Otol Neurotol, **33**：1401-1407, 2012.
   Summary 良性発作性頭位めまい症の治療において特異的耳石浮遊置換法と非特異的運動療法を比較している. 特異的耳石浮遊置換法に高い治療効果が認められた.

14) Radtke A, Neuhauser H, von Brevern M, et

al : A modified Epley's procedure for self-treatment of benign paroxysmal positional vertigo. Neurology, **53** : 1358-1360, 1999.

15) Balikci HH, Ozbay I : Effects of postural restriction after modified Epley maneuver on recurrence of benign paroxysmal positional vertigo. Auris Nasus Larynx, **41** : 428-431, 2014.

16) Burton MJ, Eby TL, Rosenfeld RM : Extracts from the Cochrane Library : modifications of the Epley (canalith repositioning) maneuver for posterior canal benign paroxysmal positional vertigo. Otolaryngol Head Neck Surg, **147** : 407-411, 2012.

17) Rupa V : Persistent vertigo following particle repositioning maneuvers : an analysis of causes. Arch Otolaryngol Head Neck Surg, **130** : 436-439, 2004.

18) Sundararajan I, Rangachari V, Sumathi V, et al : Epley's manoeuvre versus Epley's manoeuvre plus labyrinthine sedative as management of benign paroxysmal positional vertigo : prospective, randomised study. J Laryngol Otol, **125** : 572-575, 2011.

19) Horinaka A, Kitahara T, Shiozaki T, et al : Head-Up Sleep May Cure Patients With Intractable Benign Paroxysmal Positional Vertigo : A six-Month Randomized Trial. Laryngoscope Investigative Otolaryngology, **4** : 353-358, 2019.

20) Hilton MP, Pinder DK : The Epley (canalith repositioning) manoeuvre for benign paroxysmal positional vertigo. Cochrane Database Syst Rev, 2014 : (12) : CD003162.

21) Gordon CR, Levite R, Joffe V, et al : Is post-traumatic benign paroxysmal positional vertigo different from the idiopathic form? Arch Neurol, **61** (10) : 1590-1593, 2004.

22) Jumani K, Powell J : Benign Paroxysmal Positional Vertigo : Management and Its Impact on Falls. Ann Otol Rhinol Laryngol, **126** : 602-605, 2017.

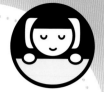
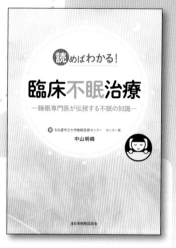
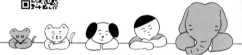
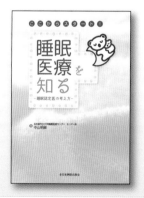
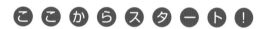

MB ENT, 255：58-66, 2021

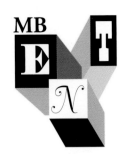

◆特集・患者満足度 up！耳鼻咽喉科の適切なインフォームド・コンセント

耳下腺腫瘍の診断と治療における
インフォームド・コンセント

東野正明*

Abstract 耳下腺腫瘍の組織型は多彩である．基本治療は手術である．自覚症状として，悪性三徴候（顔面神経麻痺，痛み，可動性不良）を確認することは重要で，この三徴候は悪性であるだけでなく，悪性の場合は病理学的悪性度や予後と相関する．術前診断では，画像診断（MRI，超音波検査，CT），穿刺吸引細胞診（FNAC）を用いる．質的診断において，良性腫瘍では多形腺腫とワルチン腫瘍で約9割を占める．FNAC でそれぞれ多形腺腫の 84%，ワルチン腫瘍の 72%が診断可能であるため，FNAC で多形腺腫ともワルチン腫瘍とも診断されない場合は悪性の可能性を考える．悪性腫瘍では病理学的悪性度が重要であり，それにより術式が決定する．FNAC は診断に限界があるため，術中迅速病理診断を施行し，より正確な診断を得る．局在診断には超音波やMRI が有用である．術後の合併症は，術後顔面神経麻痺，術後出血，唾液漏，耳介の感覚低下，フライ症候群，ファーストバイト症候群などを説明する．

Key words 耳下腺腫瘍（parotid tumor），インフォームド・コンセント（informed consent），穿刺吸引細胞診（fine needle aspiration cytology），術中迅速病理診断（frozen section biopsy），術後顔面神経麻痺（postoperative facial paralysis）

はじめに

　耳下腺腫瘍は，WHO 分類 2017 において，良性は 11 種類，悪性は 23 種類の組織型に分かれており，非常に多彩であることが特徴である[1]．良性腫瘍では，多形腺腫とワルチン腫瘍で良性腫瘍の大半を占め，基底細胞腺腫が次いで多い．一方で，悪性腫瘍はその予後によって低悪性，中悪性，高悪性に分類される[2]．さらに粘表皮癌，腺様嚢胞癌，多形腺腫由来癌，腺癌 NOS のように同じ組織型であっても病理学的に低悪性，中悪性，高悪性に分けられる組織型もある（図 1）．高悪性の予後は 5 年生存率で 50%以下と決して高くない．低・中悪性では初発で頸部リンパ節への転移はほとんどなく，5 年生存率はよいものの，5 年以上経ってから再発する症例もあり，長期のフォローアップが必要となる．耳下腺腫瘍の基本的な治療は手術である．多形腺腫は徐々に大きくなること，悪性化の可能性があることが良性であっても手術の根拠となる．ワルチン腫瘍は術前診断がつけば，審美的な理由がなければ，手術をせずに経過観察でよいと考える．悪性腫瘍は基本的に手術であるが，副咽頭間隙や側頭下窩など深部進展するような症例では手術困難な場合もある．時には初診時に遠隔転移を認めるものもあり，注意を要する．

　耳下腺腫瘍の術前インフォームド・コンセント（IC）を行うにあたっては，患者それぞれの術前診断，検査結果を元に，筆者は，図 1 の資料を用いて説明している（図 2）．

術前診断，検査結果の説明

　手術に至った根拠および術前の診断を説明するうえで，自覚症状（悪性三徴候の有無），画像診断

＊ Higashino Masaaki，〒 569-8686 大阪府高槻市大学町 2-7　大阪医科大学耳鼻咽喉科・頭頸部外科，講師

良性腫瘍

・多形腺腫
・筋上皮腫
・基底細胞腺腫
・ワルチン腫瘍
・オンコサイトーマ
・リンパ腺腫
・嚢胞腺腫
・乳頭状唾液腺腺腫
・導管乳頭腫
・脂腺腺腫
・細管状腺腫とその他の導管腺腫

悪性腫瘍

低悪性

・粘表皮癌（低悪性度）
・腺房細胞癌
・多型腺癌
・明細胞癌
・基底細胞腺癌
・導管内癌
・腺癌NOS（低悪性）
・上皮筋上皮癌
・多形腺腫由来癌（被膜内・微小浸潤型）
・分泌癌
・オンコサイト癌
・唾液腺芽腫

中悪性

・粘表皮癌（中悪性）
・腺様嚢胞癌（篩状・管状型）
・脂腺腺癌
・リンパ上皮癌

高悪性

・粘表皮癌（高悪性度）
・腺様嚢胞癌（充実型）
・腺癌NOS（高悪性度）
・唾液腺導管癌
・筋上皮癌
・多形腺腫由来癌（広範浸潤型）
・癌肉腫
・低分化癌
・未分化癌
・扁平上皮癌

図 1. 耳下腺腫瘍の組織分類
（文献 1 より改変）

病名：左耳下腺腫瘍
耳下腺腫瘍には多数の組織型があります。
術前細胞診では（　　　　　　）が考えられます。
上記に対し、＿＿年＿＿月＿＿日＿＿時から
全身麻酔下　　　時間の予定
☐ 左耳下腺葉部分切除術
☐ 左耳下腺亜全摘出術
☐ 左耳下腺腫瘍生検術　　を行います。
術中迅速病理診断に提出する場合があります。
悪性を疑う場合には、顔面神経の切断を余儀なくされる場合があります。
術後にドレーンを留置します。

＊合併症、危険性
☐ 顔面神経麻痺
・浅葉腫瘍では10～15%、深葉腫瘍では30～40%
・一時麻痺は約半数が2～3ヶ月で、ほとんどの症例が1年以内に回復します。
☐ 出血：（止血目的に再手術を要することがある）手術後24時間以内に多い。
☐ 唾液漏：術後しばらく処置を要します。
☐ 耳介および創部周囲の感覚低下：約1年かけて回復してきます。
☐ フライ症候群：食事の際に創部が発赤、汗をかきます。術後約1年で生じます。
☐ ファーストバイト症候群：食事の初めに痛みを生じます。
☐ 傷および傷のつっぱり感：左耳前部より頸部にかけてS字に切開します。
＊術後経過
・数日はドレーンが入っていますが、1日量が減少したら、抜去します。
・術後約1週間で抜糸、その後退院し、術後約1か月で外来受診予定です。

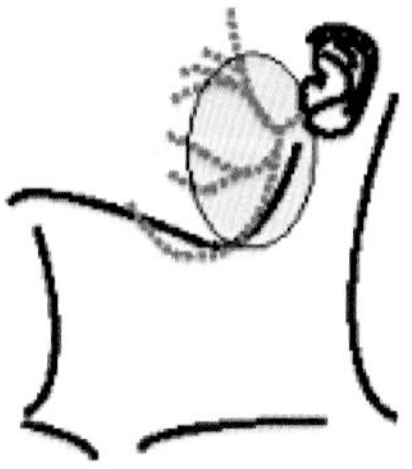

図 2.
筆者が用いているインフォームド・コンセント用紙（左側の場合）

（MRI，超音波検査，CT），組織診断（超音波ガイド下穿刺吸引細胞診）の結果を元に，治療目的をしっかり提示し，説明を進めていくと説得力がうまれる．

1．自覚症状，悪性三徴候

耳下腺腫瘍の初発症状のほとんどは耳下部腫瘤である．稀に頭部 MRI で偶然見つかる場合もある．悪性腫瘍を疑う徴候として，痛み，可動性不良，顔面神経麻痺があり，我々は悪性三徴候と呼んでいる．悪性腫瘍において，痛みは 53%，可動性不良は 66%，顔面神経麻痺は 18% に生じる．一方，良性腫瘍においては，痛みは 5%，可動性不良は 0.7%，顔面神経麻痺は 0% である．悪性三徴候はいずれも有意に悪性腫瘍で発現率が高い[3]．

また，病理学的悪性度が高いほど悪性三徴候の出現率は高くなり，予後と相関するため，治療前に悪性三徴候を確認しておくことは診断の一助になる．細胞診で確診を得られていない場合にこの悪性三徴候を認めた場合には，術中・術後に悪性が判明する可能性があると伝えておくとよい．また，顔面神経麻痺を発症し，Bell 麻痺としてステロイドおよび抗ウイルス薬の治療した後に耳下腺癌と判明する症例もあり，その際は説明に注意を要する．

2．画像診断

耳下腺腫瘍術前の画像診断の基本は，超音波検査と MRI である．超音波検査の際に腫瘍性病変があれば，積極的に穿刺吸引細胞診(fine needle aspiration cytology；FNAC)を施行する．MRI は CT より軟部組織の分解能に優れている．しかし，腫瘍が深部に存在する症例では外頸動脈などの主要血管との位置関係について，悪性症例では周囲の骨組織への浸潤や頸部リンパ節転移の有無について確認するために，MRI に加えて，造影 CT 撮影しておくとよい．また，術前から悪性と診断されている場合には PET CT で遠隔転移の有無を診断する．

術前に画像を撮影する主たる目的は，腫瘍の局在診断と質的診断である．

局在診断において，通常の画像診断で顔面神経の剖出が困難であるが，MRI や超音波検査を用いると，顔面神経との位置関係を術前にある程度予測可能である．顔面神経よりも浅層にある浅葉腫瘍と，顔面神経よりも深層にある深葉腫瘍を比較すると，後者では顔面神経を全周性に剥離が必要な場合が多く，術後顔面神経麻痺のリスクが上がる．ワルチン腫瘍に特徴的な耳下腺下極の腫瘍の場合には，たとえ深層にあっても下顎縁枝の下方から腫瘍を引きずり出せることがほとんどであり，神経への負担は浅葉腫瘍とほとんど変わらない．以上のように術後顔面神経麻痺のリスクや手術のしやすさなどの臨床的視点から，当科では通常の浅葉，深葉に加えて，下極を加えた3つの局在に分類している[4]．MRI では軸位断，冠状断画像から下顎後静脈や耳下腺導管，鼓室乳突裂の位置を目安に高確率で局在の診断は可能である．我々は，超音波検査を用いて耳下腺被膜から腫瘍被膜までの最短距離を測定することで，その距離が3 mm 以上あれば深葉腫瘍と術前診断しており，その正診率は89％と MRI や CT より高い[5)6)]．ただ，下顎骨後縁より前方にある腫瘍では，同部位の耳下腺の厚さが薄くなり，1.2 mm 以上で深葉である感度は63％であり，正診率は落ちる．したがって，前方にある腫瘍では術中に顔面神経と腫瘍の位置関係を注意する必要がある．

質的診断では，腫瘍の形状，辺縁の不整の有無，内部の形状や均一性，血流の状況などを観察し，良悪性の診断をする．多形腺腫やワルチン腫瘍では T1 強調画像で low intensity，T2 強調画像で high intensity で内部均一な像を呈することが多いが，決して絶対ではない．悪性腫瘍の場合は，内部が不均一となり，辺縁が不整になることが多い．リンパ節転移は耳下腺内と耳下腺近傍である上内深頸リンパ節領域にもっとも多く，外頸静脈に沿った浅頸リンパ節にも転移のリスクがあるため，頸部超音波検査や造影 CT で確認が必要である．病理学的高悪性の癌では55％でリンパ節転移を認める[7]．テクネシウムシンチグラム($^{99m}TcO_{4-}$)ではワルチン腫瘍やオンコサイトーマなどで集積がみられる．高齢男性でワルチン腫瘍で手術を回避するための補助的診断としてテクネシウムシンチグラムを撮影することがあるが，当科ではルーチンとしてテクネシウムシンチグラムを施行していない．腫瘍が両側耳下腺にある場合，良性であればワルチン腫瘍，悪性であれば腺房細胞癌を考える．また，側頭骨内に進入する像，腺内多発，ターゲットサインがあれば，耳下腺内神経鞘腫を考慮する．

3．FNAC

FNAC は超音波ガイド下に行うことが望ましい．細胞診は治療方針を決定するうえで，自覚症状や画像診断よりも重要な検査である．FNAC に

表 1. 主な耳下腺良性腫瘍の臨床像

	多形腺腫	ワルチン腫瘍	基底細胞腺腫
割合	約 50%	約 35%	約 3%
年齢	30〜60 代	50 歳以上	30〜60 代
性別	女性＞男性	男性≫女性	女性≫≫男性
硬さ	弾性硬	やや軟	弾性硬
局在	浅葉＞深葉＞下極	下極＞浅葉＞深葉	浅葉＞深葉＝下極
FNAC 組織型正診率	84%	72%	50%
^{99m}Tc シンチの集積	なし	あり	なし
悪性化	あり	なし	あり

表 2. 主な耳下腺悪性腫瘍の臨床像

	粘表皮癌（低中悪性）	粘表皮癌（高悪性）	唾液腺導管癌	多形腺腫由来癌	腺房細胞癌	腺様嚢胞癌
年齢	10〜70 代	10〜80 代	50 歳以上	30 歳以上	10〜60 代	30〜60 代
性別	女性＞男性	男性＞女性	男性≫≫女性	男性＞女性	男性≒女性	女性＞男性
疼痛	30%	70%	60〜70%	30〜40%	40%	80%
可動制限	50%	90%	80%	70%	30%	60%
顔面神経麻痺	ほぼなし	20%	60〜70%	20%	5%	10%
FNAC 悪性度正診率 / 悪性正診率	20% / 30%	55% / 70%	40% / 80%	20% / 60%	50% / 60%	30% / 40%
FSB 悪性度正診率 / 悪性正診率	85% / 95%	85% / 100%	85% / 100%	60% / 95%	90% / 95%	90% / 95%

よる腫瘍の播種が危惧されるが，当科では耳下腺腫瘍全例で 21G 針を用いて FNAC を施行し，腫瘍の播種を確認されたことはない．腫瘍に囊胞成分がある場合には囊胞成分を避けて，充実成分を狙って穿刺する．悪性を疑う場合には頸部リンパ節の腫脹がないかを十分に観察する．ワルチン腫瘍においては，穿刺後に感染を起こし，穿刺後に炎症を生じる可能性があり，注意を要する．FNAC の診断率は，当科での検討[8]では，FNAC で多形腺腫であった場合は 94% が永久病理で多形腺腫であり，FNAC でワルチン腫瘍であった場合は 95% が永久病理でワルチン腫瘍であった．感度はかなり高いが，100% ではない．したがって，悪性三徴候や MRI・エコーなどの画像所見を確認し，その妥当性について総合的に検討しておく必要がある．逆に永久病理が多形腺腫であった場合，FNAC で多形腺腫であったのは 84% であり，永久病理がワルチン腫瘍であった場合，FNAC で

あったのは 72% であった．

4．コアニードルバイオプシー(core needle biopsy；CNB)

CNB では組織診断が可能となるため，HE 染色だけでなく，悪性腫瘍に対する免疫染色も可能となり，FNAC よりも診断率は上がる．しかし，18G 針などの比較的太い針で穿刺する必要があるため，施行時に穿刺部の疼痛や感染，血腫などのリスクは上がる[9]．CNB はガイドラインに明記されておらず，やや侵襲が高い検査であるため，症例を選び，その必要性に応じて施行するのがよいと考える．

上記の検査結果から，術式を決定する．しかし，術前の組織診断が困難である症例も少なくないため，特に悪性を疑う症例では術中迅速病理診断(frozen section biopsy；FSB)を考慮する．主な良性腫瘍(表 1)と悪性腫瘍(表 2)の当科での症例における特徴を表にまとめた．

FSB

当科では，FNAC の結果で多形腺腫もしくはワルチン腫瘍でなかった場合には，悪性腫瘍である可能性を考慮し，積極的に FSB を依頼している．病院によっては FSB が難しい場合もあるが，術前診断で悪性腫瘍が疑われる場合には FSB をお勧めする．FSB では，病理組織像を病理医と供覧し，臨床所見も提示したうえで，十分に議論することが重要である．手術中に術式を決定するためには，悪性か否か，悪性であれば悪性度は低悪性，中悪性，高悪性のいずれかが重要である．組織型については可能ならば診断してもらう．当科での耳下腺癌のデータでは，FSB は術前の FNAC と比較して，悪性の正診率は 55％から 88％へ，病理学的悪性度の正診率は 32％から 73％へ，組織型の正診率は 20％から 48％へと上昇する[10]．しかし，FSB で悪性の判定が出なくても，永久病理で悪性と診断される場合もあり，術直後の説明では病理診断の断言を避けておくほうがよい．

術中・術後合併症

手術の合併症として，以下を説明しておく．

1．術後顔面神経麻痺

術後顔面神経麻痺は腫瘍の局在によって，そのリスクが大きく変わる．術前の MRI 画像を患者および家族と供覧し，腫瘍の大きさと位置を見せる．通常の MRI では顔面神経を確認することは困難であるため，腫瘍と神経の位置関係を図示し，腫瘍の深層に顔面神経が走行している場合と，腫瘍の浅層に走行している場合を想定し，それぞれの術後顔面神経麻痺のリスクを伝える．当科では浅葉であれば 10〜15％，深葉であれば 30〜40％の術後顔面神経麻痺を生じる可能性があり，そのほとんどが 1 次的そして部分的な麻痺であり，回復期間は 2 ヶ月で 50％，半年でほぼ 90％が改善すると説明している．麻痺率や回復期間については手術方法などによって施設間に差があるため，それぞれの施設のデータを提示したほうがよいだろ

う．もし改善しなければ，形成外科的な静的再建という方法もあると伝えておくことも患者の安心につながる．問題は良性と診断していたにもかかわらず，顔面神経と腫瘍が剝離できない場合である．その際は悪性を疑うことになるが，そのような時のために，当科では FNAC の結果が多形腺腫かワルチン腫瘍でない場合には，悪性の可能性も否定できないと伝えている．

術前 FNAC で悪性が疑われる場合や術前の自覚症状や画像で悪性の可能性を否定できない場合には，切除範囲の決定は病理学的悪性度が重要となる．高悪性の場合，5 年生存率は 50％以下で，神経周囲に浸潤することが少なくないため，切除 margin をとる必要性から，顔面神経の合併切除を要することが多い．腫瘍の位置によって，分枝の切除のみで対応できる場合もあれば，乳突削開をして側頭骨内顔面神経も含めての切除が必要となる場合もある．中悪性では腫瘍が主幹に接していなければ，分枝切除も考慮する．低悪性であれば顔面神経を温存した術式でも問題ないと考える．腫瘍の位置と神経切除の状況で顔面神経の即時再建を考慮しておく．神経再建には大耳介神経や腓腹神経を使用することが多い．ただ，何としてでも顔面神経を残してほしいと訴える患者が少なからず存在する．その際は術後照射を施行することとなるが，腫瘍が残存するリスクと予後を十分に説明しておく必要がある．

耳下腺腫瘍の 1％未満であるが，耳下腺内神経鞘腫が存在する．術前に神経鞘腫を確定診断をすることは極めて困難である．神経鞘腫が疑われる場合には，生検術にとどめるか，被膜内切除を行うかをあらかじめ相談しておく必要がある．耳下腺内神経鞘腫であっても，顔面神経の主な分枝でなければ，腫瘍を被膜外摘出しても術後顔面神経麻痺麻痺を生じない場合もある．十分な IC が必要となる．

2．出 血

通常の耳下腺良性腫瘍の手術では，術中に大出血を生じることはないため，採血で採取する程度

の出血だと説明している．術後の出血については，ドレーン留置によって通常対応可能であるが，それ以上の出血があった場合には創部の痛みや腫脹によって術後創部出血が判明することがある．耳下腺手術の場合は通常気道には影響しないが，痛みが増悪するため，必要時には，顔面神経損傷のリスクと処置時の痛みを考えて，手術室での止血術を考慮する．術後24時間以内が多く，3〜6%程度で，その他の頸部手術よりはやや高率とされている[11]．

3．唾液漏

術中に耳下腺被膜を切り込んで，腫瘍を切除するため，唾液が漏れ出ることがある．創部が完全に閉鎖されていなければ，創部から漏れ出てくるが，創部が完全に閉鎖され，腫瘍を切除した後の死腔ができたらその部位に唾液が溜まり，創部が腫脹し，波動が触れることで確認できる．対応としては，唾液の排出口を作成し，ガーゼ圧迫をすることで数日〜数週間で消失する．

4．創部の感覚低下（耳介の感覚低下）

術創部周囲は手術の際に知覚神経が切断されるため，強い痛みを訴えることはない．痛みを訴える場合は前述の術後出血の有無を確認する必要がある．創部が安定してくると，患者は感覚低下を訴えるようになる．特に大耳介神経を切断した場合や大耳介神経を温存したとしても神経の血流を考慮しなかった場合には，耳介下半分の感覚鈍麻が起こる．外耳道内にもその感覚低下が及ぶため，耳掃除の際の外耳道損傷に気を付ける必要がある．感覚低下の改善には約1年かかるが，完全に左右差がなくなるわけではないことを伝えておく．また，改善してくる過程でピリピリして痛いと訴えることがある．正座した時に下肢の感覚が低下した際の感覚が改善する時を想像してもらうと理解を得やすい．

5．フライ症候群

フライ症候群は術後約1年が経過してから，食事の際に創部周辺が発赤したり，汗が出てくる症状をいう．フライ症候群の機序は解明されていな

いが，耳下腺に分布する耳介側頭神経内の副交感神経成分である唾液分泌神経と，皮膚の汗腺に分布する交感神経が手術などにより切断された後に治癒過程で汗腺にこの副交感神経の過誤支配が起こるために発症するとする説が有力である．フライ症候群は，一般に生じると改善する症例はほとんどない．創部の感覚低下の回復期間のことを先に説明しておくとフライ症候群の説明はしやすい．治療としては，ボツリヌス菌の注射や再手術による筋膜の留置なども報告されるが，基本的には初回手術の際の腫瘍摘出後に耳下腺被膜で耳下腺実質をカバーするなどできる限り予防的処置をすることが望まれる．

6．ファーストバイト症候群

術後，食事開始時の患側の耳下腺部の痛みを生じる症状で，数秒持続し，食事が進むにつれて軽減する．浅葉腫瘍の場合には生じることはほとんどないが，深葉腫瘍の場合には生じることがあるため，しっかり説明しておく必要がある．手術時に交感神経を遮断または外頸動脈を結紮するなどの操作により残存耳下腺組織への交感神経入力が遮断され，副交感神経優位の神経支配となり，その興奮により筋上皮細胞が過剰に興奮することで生じるとされている[12]．

7．傷および傷のつっぱり感

創部が耳前部から耳下部にかけて皮切をおくことになるため，図を書いて具体的に指し示すようにする．創部のつっぱり感が生じることも加えて説明しておく．術前に剃毛をしている施設では，剃毛の範囲も提示しておく．また，比較的若年の症例もあるため，ケロイド体質の有無も確認しておくとよい．ケロイド体質の場合は，術後早期からトラニラストを内服してもらい，肥厚性瘢痕を予防する．

8．再　発

悪性腫瘍の場合は，再発のリスクを伝えておく必要がある．局所や頸部リンパ節に再発する場合もあるが，高悪性の場合は局所や頸部リンパ節に転移していなくても遠隔転移をする場合があるた

め注意を要する．顔面神経を温存するために十分な余裕をもって切除できなかった場合には術後放射線治療を追加する可能性があることも伝えておく．低悪性・中悪性の場合には長期間経過後に再発を認める場合があり，術後5年ではなく，さらに長期のフォローアップが必要になることも伝えておく．

多形腺腫の場合にも，再発の可能性がある．術中の播種や娘結節の存在がその理由とされているが，当科での統計では，その再発時期の中央値は初回手術後13年である．そのほとんどは初回手術が他院での症例であり，そのリスク因子や再発率については不明であるが，再発時の症状は創部周辺の無痛性腫瘤である[13]．

9．唾液分泌低下

手術をすると唾液分泌低下で口渇になるのではないかと心配する患者は少なくない．耳下腺が分泌する唾液量は全体の20%程度であり，一側の耳下腺を全摘したとしても全体の10%であり，術後に口渇を自覚することはないと説明する．

手術時間，出血量，術後の経過

見込みの手術時間や出血量は各施設の過去のデータを元に算出し，伝えておく．耳下腺手術においては，腫瘍によって顔面神経の位置が変位し，顔面神経の同定に苦労する場合もあるため，大まかな手術時間を伝えておくものの，顔面神経を慎重に同定する必要があるために予定よりも時間を要することもあると伝えておくと家族の安心を得られる．良性の場合は特に定型的な手術であるため，術後ドレーンのおおよその留置期間や抜糸のタイミング，予定通り術後が経過した場合の退院の予定も術前に伝えておくとよい．

症例提示（図3）

症例は40代，男性．2年前から左耳下部に腫瘤を認め，徐々に増大するために紹介受診した．左耳下部に可動性良好で弾性硬，圧痛のない腫瘤を認め，顔面神経麻痺は認めなかった．超音波検査では内部やや不均一な腫瘍が2つ接するように存在し，辺縁は整であり，FNAC では採取できた細胞が乏しく，判定不能であった．MRI ではダンベル状に T1 で low intensity で内部均一，T2 でiso〜high intensity でやや不均一，境界明瞭の腫瘍を認めた．術前 IC では，術前検査では悪性を疑う所見はないが，FSB で悪性が判明する場合もある．悪性であったとしても，経過からは高悪性ではないと考えられる．ただ，場合によっては顔面神経を犠牲にせざるを得ない可能性もあると説明し，手術に臨んだ．

術中所見では図3のように2つ連なった腫瘍が耳下腺内に存在し，上方の一部は顔面神経主幹の裏面に潜り込み，下主枝〜下顎縁枝を深側から前上方に圧排するように存在した．顔面神経からは剥離可能であった．FSB では神経鞘腫の診断であった．このように細胞を採取できない場合には，悪性腫瘍だけでなく，耳下腺内神経鞘腫の可能性もある．ただ，神経鞘腫を細胞診で診断することは困難である．症例は術後下顎縁枝の麻痺を認めたが，術後1ヶ月で麻痺は改善した．本症例では顔面神経との連続性はなかったが，術中顔面神経鞘腫と判明する場合もあるため，その際には，腫瘍生検にとどめるか，被膜内摘出を行うかなど，顔面神経の処理方法も考えておく必要がある．

最後に

術前 IC では，術前の診断に至った検査結果の総括をするとともに，その結果を元に施行予定の手術内容と合併症，術後経過の予定などをわかりやすい言葉を用いて説明し，患者および家族に理解を得る場である．IC 内容がどこまで患者および家族に理解を得られたかについては，IC 後に患者や家族に対して病室で同席した看護師に理解の程度を聴取してもらうとよい．筆者は，IC 内容よりももっとも重要なことと位置付けているのが，IC することで，患者および家族に信頼を得ることにある．手術を直前に控えて，不安な状況の中，自

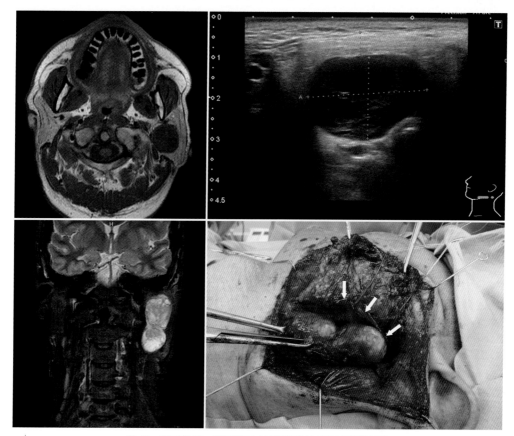

図 3. 症例提示：耳下腺内神経鞘腫（矢印は顔面神経）
　　a：MRI 軸位断 T1
　　b：MRI 冠状断 T2
　　c：超音波所見
　　d：術中所見

<table>
<tr><td>a</td><td>c</td></tr>
<tr><td>b</td><td>d</td></tr>
</table>

分の身体，大事な家族の身体を主治医に安心して
預けて大丈夫かどうかを，患者は見定めているの
である．そのことを肝に銘じて，誠実で根拠のあ
る，そして心ある IC を心がけたいものである．

病理学的高悪性で頻度が高かった．

参考文献

1) AFIP atlas of tumor pathology series 4：
Tumours of salivary glands. ed by El-Naggar
AK, Chan JKC, Grandis JR：159-202, WHO
Classification of head and neck tumours, 4th
edition. IARC, Lyon, 2017.
2) 日本頭頸部癌学会（編）：頭頸部癌診療ガイドラ
イン 2018 年度版．金原出版，2018.
3) 稲中優子，河田　了，鈴木倫雄ほか：耳下腺腫
瘍の悪性徴候の検討．耳鼻臨床，**109**(12)：857-
861, 2016.
　Summary　耳下腺癌 149 例において，疼痛が
53％，癒着が 66％，顔面神経麻痺が 18％認め，

4) Ichihara T, Kawata R, Higashino M, et al：A
more appropriate clinical classification of
benign parotid tumors：investigation of 425
cases. Acta Otolaryngol, **134**(11)：1185-1191,
2014.
5) Higashino M, Kawata R, Haginomori S, et al：
Novel differential diagnostic method for super-
ficial/deep tumor of the parotid gland using
ultrasonography. Head Neck, **35**(8)：1153-
1157, 2013.
　Summary　エコー上の耳下腺被膜から耳下腺
腫瘍までの距離が 3 mm 以上あれば，深葉腫瘍
である正診率が 89％であった．
6) Cheng PC, Chang CM, Huang CC, et al：The
diagnostic performance of ultrasonography
and computerized tomography in differentiat-
ing superficial from deep lobe parotid tumours.
Clin Otolaryngol, **44**(3)：286-292, 2019.

7) Jin-nin T, Kawata R, Higashino M, et al：Patterns of lymph node metastasis and the management of neck dissection for parotid carcinomas：a single- institute experience. Int J Clin Oncol, **24**(6)：624-631, 2019.
　Summary 耳下腺癌の頸部リンパ節転移は,病理学的に低中悪性では5.7%, 高悪性では55%に認めた. また, T分類が進むほど転移率は高くなった.

8) Suzuki M, Kawata R, Higashino M, et al：Value of fine-needle aspiration cytology of parotid gland tumors：A review of 996 cases at a single institution. Head Neck, **41**(2)：358-365, 2019.
　Summary 耳下腺腫瘍996例のFNACの診断率について解析し, 良性の組織型正診率は72%, 悪性の病理学的悪性度正診率は34%であった.

9) Schmidt RL, Hall BJ, Layfield LJ：A systematic review and meta-analysis of the diagnostic accuracy of ultrasound-guided core needle biopsy for salivary gland lesions. Am J Clin

Pathol, **136**：516-526, 2011.

10) Nishkawa S, Kawata R, Higashino M, et al：Assessing the histological type and grade of primary parotid carcinoma by fine-needle aspiration and frozen section. Auris Nasus Larynx, **42**(6)：463-468, 2015.
　Summary 耳下腺癌のFNACとFSBの正診率は, 病理学的悪性度は32%と73%, 組織型は20%と48%であった.

11) 石永　一, 大津和弥, 宮村朋孝ほか：頭頸部外科手術における術後出血の検討. 耳鼻臨床, **106**(9)：843-846, 2013.

12) Laccourreye O, Werner D, Garcia D, et al：First bite syndrome. Eur Ann Otorhinolaryngol Head Neck Dis, **130**(5)：269-273, 2013.

13) Kuriyama T, Kawata R, Higashino M, et al：Recurrent benign pleomorphic adenoma of the parotid gland：Facial nerve identification and risk factors for facial nerve paralysis at reoperation. Auris Nasus Larynx, **46**(5)：779-784, 2019.

MB ENT, 255：67-70, 2021

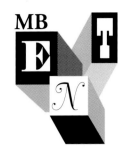

◆特集・患者満足度 up！耳鼻咽喉科の適切なインフォームド・コンセント

内視鏡下咽喉頭手術における インフォームド・コンセント

川嵜洋平[*1]　山田武千代[*2]

Abstract　中下咽頭癌に対して経口的に切除する内視鏡下咽喉頭手術(endoscopic laryngo-pharyngeal surgery)は全国的に広く普及している．弯曲型喉頭鏡，さらに先端可動式硬性鏡が開発されたことで，耳鼻咽喉科医単独でこの手術を行うことが可能となっている．また，まだまだ上部消化管内視鏡と比較すると劣るが，喉頭内視鏡の画質がかなり向上したため，早期の咽頭癌に遭遇する割合も増えた．以前は，耳鼻咽喉科医と消化器内科医が合同で手術を行っている施設が多かったが，このような事情から，耳鼻咽喉科医のみで手術を行う施設も増加しているものと思われる．内視鏡下咽喉頭手術を希望される患者に対して，何をどのように説明をすれば良いのか，当院で説明している内容を，下咽頭癌の場合を中心に説明する．

Key words　内視鏡下咽喉頭手術(ELPS)，下咽頭癌(hypo pharyngeal cancer)，合併症(complication)，インフォームド・コンセント(informed consent)，放射線化学療法(chemoradiotherapy)

はじめに

内視鏡下咽喉頭手術(endoscopic laryngo-pha-ryngeal surgery；ELPS)は，佐藤らが開発した佐藤式弯曲型喉頭鏡(永島医科)と消化器内科医が上部消化管内視鏡を経口的に挿入し，全身麻酔下で経口的に下咽頭癌を切除したことから始まり[1]，全国的に普及していった．以前の喉頭内視鏡の画質は粗く，ほぼ進行癌しか発見できなかった．偶発的に早期の咽頭癌を発見しても，放射線治療が主体となってきた．近年の喉頭内視鏡の画質の向上と佐藤式弯曲型喉頭鏡の開発は咽頭癌に対する治療に対して画期的なものとなった．短時間手術と入院期間の大幅な短縮は非常に魅力的であり，ELPS の情報を入手して受診してくる患者は多いと思われる．その際に，我々が説明して同意を得ておかなければならないことを解説する．

手術方法について

当然，最初に説明することではあるが，詳細な手術手技や使用する手術器具に関しては多くの報告があり，割愛させていただく．インターネット上で多くの情報が検索できるため，使う器具や手術方法に関しては問題なく説明可能である(図1)．ELPS を目的に受診する患者は，このようなインターネットの情報を元に来院する訳であるが，手軽に根治切除できる方法と誤解してくるので，やはり十分に手術方法は説明する必要がある．

合併症や術後の注意点について

起こりうる合併症に関しては，極めて稀な場合でも，思いつく限り説明することを心がけている．上手くいった症例の報告は勿論であるが，論文や学会発表での合併症の報告は非常に貴重である．あくまで癌であることを十分に理解してもら

[*1] Kawasaki Yohei, 〒 010-8543 秋田市本道 1-1-1　秋田大学附属病院耳鼻咽喉科・頭頸部外科学講座，講師
[*2] Yamada Takechiyo, 同，教授

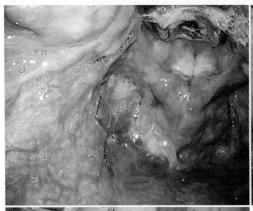
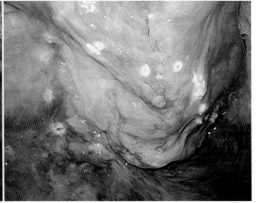
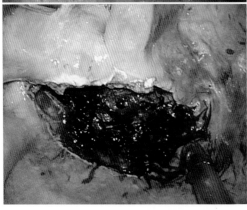

a | b
c

図 1.
ELPS の手術手技
　a：輪状後部の下咽頭癌（T2N0M0）
　b：ルゴール液散布後に切除範囲をマーキングし，その外
　　側を全周に切開する
　c：弯曲型鉗子（永島医科）とフラッシュメス（オリンパス）
　　を用いていて切除後に止血を確認して終了する

うことが重要で，術後の再発や転移についても進行癌同様に十分に説明する．

1．喉頭浮腫

　佐藤式喉頭鏡の先端は喉頭蓋にかかるため，1時間半を超えるような手術の場合は喉頭蓋の浮腫を起こす危険が高い．また，エピレナミン入り生食の局注量が多くなると術野の妨げになるばかりか，浮腫をきたしやすい．喉頭鏡を外す時は必ず喉頭蓋の浮腫がないかを確認しながら行う．基本的に気管切開はしないほうが患者のためであり術者も恰好良くみえるかもしれないが，少しでも不安を感じた場合は予防的な気管切開をためらってはならないと考えている．一般的に気管切開の可能性は 4％前後である[2)~4)]．

2．瘢痕狭窄・嚥下障害

　術後の創部はむき出しの状態であるので，どうしても創傷治癒過程で瘢痕狭窄が起こってくる．障害の程度は様々であるが，術後に嚥下状態が良くなることは考えられず，嚥下の変化や嚥下障害は必発である．そのため，術後の経口摂取に慣れるためには時間が必要であると説明したほうが良い．食道入口部を半周以上切除するような症例は高度の嚥下障害を引き起こす可能性が高いため，当院では避けている．また，披裂喉頭蓋ヒダ付近での上喉頭神経内枝の損傷は喉頭の知覚麻痺をきたす．経口摂取は早ければ患者の満足度も高いが，決して焦る必要はなく，場合によっては胃管を挿入することも説明しておく．特に高齢者では，急いで誤嚥性肺炎を起こさないように注意が必要である．経口摂取開始は平均 1~2 日[3)4)]であるが，患者の状況によって判断する．

3．術後出血

　弯曲型のバイポーラなどで止血する．しかし，披裂喉頭蓋ヒダ付近は上喉頭動脈がありなかなか止血できない場合もある．クリッピングなどで対応する他，再手術も念頭において，気管切開しておいたほうが安全と考える．1~3％程度とされる[2)3)]．当院でも 100 例を超える症例数で，術後出血は 1 例である．

4．声帯損傷

　喉頭鏡の先端が，不可抗力で声帯を損傷してしまうことも考えられる．嗄声が残存してしまうこ

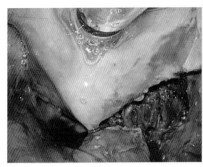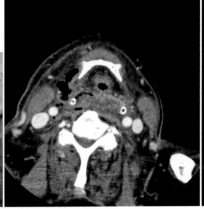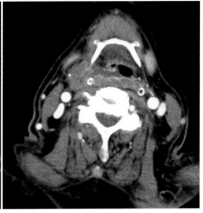

a | b | c

図 2. 咽頭瘻孔とその治療

a：右梨状窩（T2N0M0）を切除．筋層が確認できる
b：術後 2 日目に確認された咽頭瘻孔．嚥下禁止と抗生剤点滴で保存的加療を施行した
c：術後 5 日目の CT．肉芽増生によって自然治癒した

ともありうる．ホルダーでしっかり固定し，先端を確認しながら行うように十分に注意する．

5．味覚障害

扁桃開口器と同様で，佐藤式喉頭鏡も舌を圧排する．術後に視診ではわからない舌の浮腫は存在する．2 週間程度の味覚障害が起こるかもしれないが，あくまで一時的である可能性が高い．割合は扁桃開口器での味覚障害と同等と思われる．当院での経験はない．

6．咽頭瘻孔

腫瘍を深く追いかけすぎると，咽頭瘻孔を生じる．特に，梨状窩は下咽頭では要注意な部位である．目に見えてわかるような孔は，外切開で閉鎖しなければ，総頸動脈の感染・破裂に繋がる．術中に孔が開いたようには見えず，術後に強い嚥下圧を繰り返しかけてしまい，小さな瘻孔ができる場合がある．その場合は，徹底した嚥下動作の禁止と予防的な抗生剤投与で自然治癒することが多い（図 2）．保存的に診る場合は，CT による評価と採血は不可欠である．膿瘍形成が起きた場合は，外切開で対応すべきであろう．皮下気腫や縦隔気腫も保存的な対応で改善するが，CT による評価を怠ってはいけない．ELPS のコンセプトはあくまで，低侵襲で短期間の入院で根治を目指すものであり，危険と判断したら速やかに撤退する．

7．鼻　閉

Narrow band imaging（NBI）とルゴール液の不染帯で腫瘍の位置を最終的に決定するが，ルゴール液による鼻粘膜の腫脹が起こる．説明しておかないと，次の日の診察時に鼻閉の訴えがある場合がある．2, 3 日で軽快することは説明しておくべきであろう．

再発・後発リンパ節転移

局所の再発はしっかり切除できていれば，局所制御は 100％近くになるので，最終病理診断をよく確認しておく．切除断端が不明瞭な場合は，厳重経過観察が必要であり，断端陽性の場合は放射線治療を追加する．しかし，全く別の部位に癌が出てくることは稀ではなく 2 年で 20％程度に異所性の咽頭癌が確認された[5]．また，後発リンパ節転移が起こることもある．特に，隆起型の 0-I 型や 0-IIa 型に多い[6]．創傷治癒したら終了でなく，切除後も必ず定期受診をするように強く伝えておく．

放射線治療後の症例について

一見小さい病変に見えても，いざ全身麻酔をかけて手術に臨んでみると，大きく広がっていることがある．ルゴール液の不染帯がはっきりしない，組織が硬く剝離困難な場合や狭窄のため手術操作が難しい場合が多い[7]．創傷治癒が遅く，想定外の重篤な合併症を招くことがある[8)9]．我々は術後半年たってからの咽頭瘻孔による頸動脈瘤破裂を経験している[5]．創傷治癒の遷延による予期

しない重篤な合併症を十分に説明し理解が得られなければ，安易に適応とするべきではない．今は免疫チェックポイント阻害薬などもあり，選択肢は様々提示する必要がある．

おわりに

下咽頭癌に対する ELPS のインフォームド・コンセントについて説明した．局所麻酔で簡単に切除できるような感覚で来院する患者も多くみられる．あくまで，生命にかかわる癌を切除するための手術であり，起こりうる合併症が多くあることを強く説明し理解と同意を得たうえで手術に臨む．切除困難と判断した場合は潔く撤退する勇気も必要であろう．

文 献

1) 佐藤靖夫，大森　泰，田川崇正：下咽頭表在癌の手術治療　内視鏡的咽喉頭手術（ELPS）の経験．日耳鼻会報，**109**：581-586, 2006.
2) Watanabe A, Taniguchi M, Kimura Y, et al：Synopsis of transoral endoscopic laryngopharyngeal surgery for superficial pharyngeal cancers. Head Neck, **39**：1779-1787, 2017.
3) Tateya I, Muto M, Morita S, et al：Endoscopic laryngo-pharyngeal surgery for superficial laryngo-pharyngeal cancer. Surg Endosc, **30**：323-329, 2016.
4) 佐藤宏樹，塚原清彰，岡本伊作ほか：頭頸部表在癌に対する Endoscopic Laryngo-pharyngeal urgery（ELPS）の短期治療成績．日耳鼻会報，**122**：891-897, 2019.
5) Kawasaki Y, Omori Y, Saito H, et al：The investigation of salvage endoscopic laryngo-pharyngeal surgery after chemoradiotherapy. Videosurgery Miniinv, **15**(3)：511-518, 2020.
6) Kawasaki Y, Omori Y, Saito H, et al：A investigation on endoscopic laryngopharyngeal surgery and related outcomes. Videosurgery Miniinv, **13**(3)：394-400, 2018.
7) 川嵜洋平，辻　正博，鈴木真輔ほか：放射線照射後中下咽頭癌症例に対する ELPS の問題点．頭頸部外科, **27**(3)：269-275, 2017.
8) 野村文敬，杉本太郎，川田研郎ほか：セツキシマブ併用放射線療法を施行した下咽頭癌症例に対する経口的救済手術の検討．頭頸部癌, **43**：28-32, 2017.
9) 加納里志，折舘伸彦，福田　諭：照射後の異時重複癌に対する ESD 後に反復感染をきたし喉頭全摘に至った1症例．日気管食道会報, **63**：331-336, 2012.

MB ENT, 255：71-75, 2021

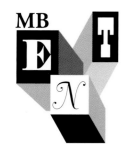

◆特集・患者満足度 up！耳鼻咽喉科の適切なインフォームド・コンセント

頸部郭清術における インフォームド・コンセント

家根旦有*

Abstract 頸部郭清術は患者の生命予後を左右する重要な手術であり，常に重大な責任とリスクを伴う手術として臨む必要がある．病変の進展によっては術前に計画していた手術ができるとは限らず，思いがけない状況に陥り，想定外の合併症を引き起こすこともある．そういうことを念頭において患者に手術の説明を行うことが重要である．
　頸部郭清術を理解することは患者にとって容易ではなく，十分納得してもらうためにはわかりやすい説明が必要となる．頸部郭清術の必要性を説明し，具体的な手術方法を患者が理解できるように説明しなければならない．そして，合併症や後遺症などの情報も正確に伝え，手術によるメリット，デメリットを提示したうえで，患者自らの判断で手術するかどうかを決定してもらう必要がある．そのためには，日頃我々が用いる専門用語はできるだけ避けて，一般に用いられている言葉を用い，略語，英語などはできるだけ避けてわかりやすい日本語で説明することが必要である．

Key words 頸部郭清術(neck dissection)，頸部リンパ節転移(cervical lymph node metastasis)，頭頸部がん(head and neck cancer)，合併症(complications)，インフォームド・コンセント(informed consent)

はじめに

　頸部郭清術のインフォームド・コンセントでは，何のために，どうして，どのように，どのような結果が予想されるのかを患者に理解してもらう必要がある．まず，手術の目的を明確にして頸部郭清術の必要性を説明し，手術方法を具体的にわかりやすく説明しなければならない．同時に手術の合併症や危険性など患者にとってネガティブな情報も正確に伝え，手術によってもたらされるメリット，デメリットを公正に提示したうえで自らの判断によって手術するかどうかを決定してもらう．そのためには術前のインフォームド・コンセンには十分な時間と余裕を持って臨むことが重要である[1)2)]．

　頸部郭清術と言っても予防的頸部郭清術，治療

表 1. 頸部郭清術の目的

・予防的頸部郭清術
・治療的頸部郭清術
・救済的頸部郭清術

的頸部郭清術，再発後の救済的頸部郭清術など様々で，その説明内容も異なる(表1)．本稿では一般的な頸部郭清術のインフォームド・コンセントについて解説する[3)~6)]．

病名・症状

　1）頸部郭清術を行う原因となった病名の説明を行う．

　2）転移性の頸部リンパ節転移であれば原発巣の治療も含めて説明する．原発巣が明らかでない場合は，原発不明がんの頸部郭清術として説明する．

* Yane Katsunari, 〒630-0293 奈良県生駒市乙田町 1248-1　近畿大学奈良病院耳鼻咽喉科，教授／同病院，副院長

目的・必要性

頸部リンパ節転移に対する頸部郭清術の目的には以下のようなものがある[3)～6)].

1）明かに転移はないが，転移の可能性が高いため予防的に行う手術

2）放射線・化学療法前に先行して行う手術（upfront neck dissection）

3）放射線・化学療法後に計画的に行われる手術（planned neck dissection）

4）残存・再発例に対する救済手術

それぞれの目的をわかりやすく説明し理解を得る．予防的郭清であれば検査で捉えられないリンパ節転移の可能性について説明し，救済手術は通常の手術より合併症のリスクや再発のリスクが高いことを説明しておく．

皮膚切開

皮膚切開の方法には様々あり[5)7)]，根治的頸部郭清術，保存的頸部郭清術，選択的頸部郭清術などの手術方法やリンパ節転移の局在部位なども考慮して選択する（表2）．さらに根治性と整容性のどちらを重視するか，また患者の性別，年齢なども考慮して皮膚切開を選択する（図1）.

手術の危険性と合併症

1．術中・術後の出血

出血量は100 ml以内に収まることが多いが，腫瘍が大血管に癒着しているような場合には大出血の可能性がある．通常は輸血が必要となることは少ないが，術前には大量出血の可能性についても説明しておく．術後に出血した場合には早急に再開創して止血する場合があることを伝えておく．特に，放射線治療後の頸部郭清術は難易度が高く，予想外の出血が起こる可能性が高いことを説明しておく．

2．整容面の問題（瘢痕，陥凹）

多くの患者が心配する合併症であるが，手術後は頸部の瘢痕や陥凹が生じ，変形は術後も残ることを説明しておく．

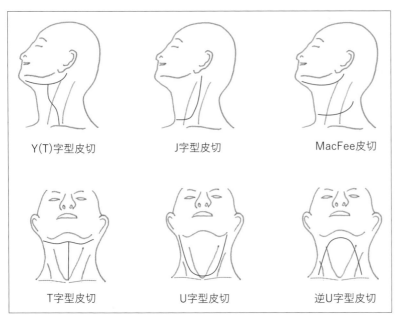

Y(T)字型皮切　　　J字型皮切　　　MacFee皮切

T字型皮切　　　U字型皮切　　　逆U字型皮切

図 1.
皮膚切開のデザイン

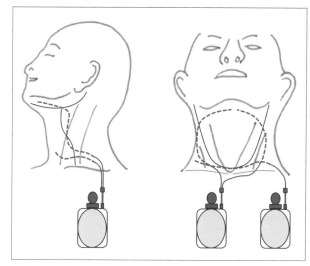

図 2. ドレーンの挿入例

3. 創部の痛み・頸部のしびれ感

創部の痛みやしびれ感は必発であるが，多くは時間の経過とともに改善する．しかし，肩こりや頸部の締め付け感は残ることがある．

4. 創部感染・創部治癒不良

創部に感染，膿瘍を形成することがある．MRSA や緑膿菌などの耐性菌が原因となることがあり，感染すると治癒を遅らせ，時として生命を脅かすほどの重症になることがある．

5. 術後の血腫

創部に溜まった血液がドレーンからうまく排液されないと血腫を形成し大量になれば呼吸困難を引き起こすこともある（図 2）．その場合には早急に創部を開放して血腫を取り除く処置が必要となる．

6. 喉頭浮腫

放射線治療後や内頸静脈を結紮するような手術では喉頭浮腫を引き起こし呼吸困難になる可能性がある．まずステロイド点滴を行うが，呼吸困難が増強すると再挿管または気管切開を行う．術直後は大丈夫でも 2～3 日後に増悪する場合もあるので呼吸状態には十分注意を払う．

7. リンパ漏，乳糜漏

術後の創部にはリンパ液が溜まることがあり，特に左静脈角付近の胸管からのリンパ漏は乳糜漏と称され，術後に食事を開始するとドレーンから白濁したリンパ液が漏出する．少量であれば低脂肪食や絶食で自然に止まるが，どうしても止まらない場合には手術で胸管の結紮が必要となることもある．

8. 神経障害

1）顔面神経下顎縁枝

顎下部の郭清を行う場合に切断する可能性がある．切断した場合は，口角に力が入らず口元から水が漏れたり，口笛を吹くと空気が漏れる．切断しなくても神経圧迫などによって術後に一過性の麻痺を生じることもあるが，その場合の麻痺は 6 ヶ月以内に回復することが多い．神経切断の可能性が高い場合は，術後に口角挙上術で再建できることも伝えておく．

2）舌神経

顎下腺摘出時に損傷する可能性が高い．下顎神経（三叉神経第 3 枝）の枝で，切断すると舌の半分の前方のしびれ感，舌の前 2/3 の味覚障害などの知覚障害を引き起こす．

3）舌下神経

顎二腹筋の深部の操作を行う時に障害される可能性がある．麻痺すると舌の動きに障害を生じ，舌を前に出すと障害側に力が入らないので舌尖は患側に曲がる．滑舌が悪くなり，嚥下障害も引き起こす．

4）副神経

副神経が障害されると僧帽筋の麻痺によって肩が下がり，腕を水平以上に挙上することが困難になる．また，胸鎖乳突筋の麻痺によって，頭部の反対側への回旋も困難になる．神経を温存したつもりでも筋鉤による牽引で麻痺を引き起こすこともある．麻痺した場合には術後のリハビリテーションが有用である[8]．

5）横隔神経

横隔神経が麻痺しても日常生活にはそれほど支障はないが，労作時には息切れや呼吸困難をきたしやすくなる．両側が麻痺すると窒息を引き起こす可能性があるので両側の頸部郭清時には注意が必要である．

6）迷走神経

腫瘍浸潤やリンパ節の節外浸潤によって合併切除する場合もある．切断時には迷走神経反射によって心停止する場合もあるので注意が必要である．迷走神経を切断すると反回神経麻痺を引き起こし術後に嗄声となる．両側を損傷した場合は両側の声帯麻痺となり，声門を開くことができなくなるため呼吸困難を生じる．また，嚥下障害も引き起こし嚥下リハビリテーションが必要な場合もある．

7）交感神経

内頸動脈の裏面の操作で損傷することがある．神経損傷によって縮瞳，眼瞼下垂，眼球陥凹（眼球の後退）が引き起こされ，顔面の発汗低下と紅潮もみられる．

手術後の経過・後遺症

順調にいけば翌日から食事が開始され，2〜3日後にはドレーンを抜去する．手術の侵襲にもよるが7〜10日を退院の目標とする．

術後は程度に差はあるが，頸部の絞扼感や圧迫感があり，場合によっては息苦しさも感じる．また，胸鎖乳突筋を切除した場合には，強い肩こりを起こす可能性があり，頸神経を切断した場合は頸部の感覚異常を引き起こし，しびれ感が残る．

術後のリハビリテーション

頸部郭清術で生じる神経障害に対して，リハビリテーションは重要である．副神経麻痺を発症した場合では，肩挙上訓練や上肢の関節可動域訓練などが有用である[8]．迷走神経や舌下神経を切除する可能性がある場合は発声障害や嚥下機能障害に対して術後のリハビリが重要で，高度の発声障害を発症した場合には音声改善手術があることも説明しておく．

他の治療法について

手術が最善の治療方法と考えられる場合でも患者が手術を拒否することもある．その場合には放射線治療や化学療法を選択することになるが，手術以外の治療のメリット，デメリットを理解してもらう必要がある．

1．放射線治療

放射線治療の効果が期待できず，手術のほうが適切と考えられる場合には手術の有用性について十分な説明を行う．

放射線治療後に腫瘍が残存した場合には手術が必要となるが，その場合の手術は合併症が多く傷が治りにくいことも説明しておく．

2．化学療法（抗がん剤治療）

手術が困難な進行がんでは手術に先行して化学療法が行われることもあるが，通常は化学療法単独で完治することは困難であり，完治を目指す場合は手術が必要となることを説明しておく．

手術を受けない場合に予想される危険性

そのまま放置した場合には頸部リンパ節腫脹は徐々に増大し，痛みや出血が出現し，日常生活に大きな支障が生じることになる．さらに，生命予後に悪影響を及ぼす可能性があることも説明する．

その他

頸部郭清術は比較的安全に行える手術であるが，手術経験の少ない施設では術前にリスクについての十分な説明をしておく必要がある．

頸部郭清術を行うにあたっては，患者の年齢，全身状態，合併症，家族背景などを十分考慮し，患者にとって頸部郭清術が有益でないと判断した場合には，緩和治療を含めた幅広い治療の選択肢を患者とともに検討する必要がある．

文　献
1）峯田周幸：インフォームド・コンセントの基本的な考え方と実践．MB ENT, **163**：1-6, 2014.
　Summary　IC は患者が医師から必要十分な情報を受け，自分の意志で検査や治療の決定をし，医師に伝えることである．
2）峯田周幸：インフォームド・コンセントとその歴史的背景．JOHNS, **35**：129-130, 2019.

Summary IC は「医師が患者に説明して同意を得ること」ではなく「患者が医師等から説明を受けて同意をすること」である．

3) 岸本誠司：頸部郭清術の変遷．JOHNS, 27：141-146, 2011.

4) 長谷川泰久：愛知県がんセンター　頸部郭清術．金芳堂, 2016.

5) 本間明宏：根治的頸部郭清術．岸本誠司ほか（編）：260-267, 耳鼻咽喉科・頭頸部手術アトラス　下巻．医学書院, 2020.

6) 花井信広：保存的頸部郭清術．岸本誠司ほか（編）：268-274, 耳鼻咽喉科・頭頸部手術アトラス　下巻．医学書院, 2020.

7) 岸本誠司：頸部郭清術―皮切の選択．小川　郁ほか（編）：450-451, イラスト手術手技のコツ　耳鼻咽喉科・頭頸部外科　咽喉頭頸部編．東京医学社, 2005.

Summary 適切な皮切の条件は，① 十分な術野の確保，② 血流が良好な皮弁，③ 術後合併症の回避，④ 目立たない術後の瘢痕である．

8) 鬼塚哲郎, 田沼　明：頸部郭清術後の QOL 向上を目指して．JOHNS, 27：240-243, 2011.

Monthly Book
エントーニ
ENTONI
No. 231
好評増刊号!!

2019年4月増刊号

耳鼻咽喉科医が頻用する
内服・外用薬
―選び方・上手な使い方―

■ 編集企画　松原　篤（弘前大学教授）
164頁，定価5,940円（本体5,400円+税）

日常の外来診療で遭遇する疾患を取り上げ，内服・外用薬の選び方・使い方・注意点など
わかりやすく解説！是非知っておくと役立つ他科専門医からのアドバイスも掲載！！

☆ CONTENTS ☆

　全日本病院出版会　〒113-0033 東京都文京区本郷3-16-4　Tel:03-5689-5989
www.zenniti.com　Fax:03-5689-8030

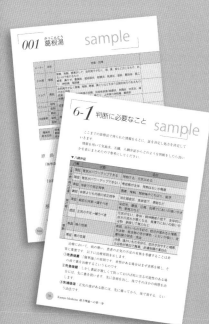

FAX による注文・住所変更届け

改定：2015 年 1 月

　毎度ご購読いただきましてありがとうございます．

　読者の皆様方に小社の本をより確実にお届けさせていただくために，FAX でのご注文・住所変更届けを受けつけております．この機会に是非ご利用ください．

◎ご利用方法

　FAX 専用注文書・住所変更届けは，そのまま切り離して FAX 用紙としてご利用ください．また，注文の場合手続き終了後，ご購入商品と郵便振替用紙を同封してお送りいたします．**代金が 5,000 円をこえる場合，代金引換便とさせて頂きます．**その他，申し込み・変更届けの方法は電話，郵便はがきも同様です．

◎代金引換について

　本の代金が 5,000 円をこえる場合，代金引換とさせて頂きます．配達員が商品をお届けした際に，現金またはクレジットカード・デビットカードにて代金を配達員にお支払い下さい(本の代金＋消費税＋送料)．(※年間定期購読と同時に 5,000 円をこえるご注文を頂いた場合は代金引換とはなりません．郵便振替用紙を同封して発送いたします．代金後払いという形になります．送料は定期購読を含むご注文の場合は頂きません)

◎年間定期購読のお申し込みについて

　年間定期購読は，1 年分を前金で頂いておりますため，代金引換とはなりません．郵便振替用紙を本と同封または別送いたします．送料無料，また何月号からでもお申込み頂けます．

　毎年末，次年度定期購読のご案内をお送りいたしますので，定期購読更新のお手間が非常に少なく済みます．

◎住所変更届けについて

　年間購読をお申し込みされております方は，その期間中お届け先が変更します際，必ずご連絡下さいますようよろしくお願い致します．

◎取消，変更について

　取消，変更につきましては，お早めに FAX，お電話でお知らせ下さい．

　返品は，原則として受けつけておりませんが，返品の場合の郵送料はお客様負担とさせていただきます．その際は必ず小社へご連絡ください．

◎ご送本について

　ご送本につきましては，ご注文がありましてから約 1 週間前後とみていただきたいと思います．お急ぎの方は，ご注文の際にその旨をご記入ください．至急送らせていただきます．2〜3 日でお手元に届くように手配いたします．

◎個人情報の利用目的

　お客様から収集させていただいた個人情報，ご注文情報は本サービスを提供する目的(本の発送，ご注文内容の確認，問い合わせに対しての回答等)以外には利用することはございません．

　その他，ご不明な点は小社までご連絡ください．

株式会社　全日本病院出版会

〒113-0033 東京都文京区本郷 3-16-4-7 F
電話 03(5689)5989　FAX03(5689)8030　郵便振替口座 00160-9-58753

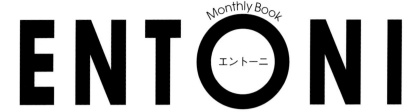

年　月　日

FAX 専用注文書

「Monthly Book ENTONI」誌のご注文の際は，この FAX 専用注文書もご利用頂けます．また電話でのお申し込みも受け付けております．毎月確実に入手したい方には年間購読申し込みをお勧めいたします．また各号１冊からの注文もできますので，お気軽にお問い合わせください．

バックナンバー合計5,000 円以上のご注文は代金引換発送

―お問い合わせ先―
㈱全日本病院出版会　営業部
電話 03(5689)5989　　FAX 03(5689)8030

□年間定期購読申し込み　No.　　から

□バックナンバー申し込み

No.	-	冊	No.	-	冊	No.	-	冊	No.	-	冊
No.	-	冊	No.	-	冊	No.	-	冊	No.	-	冊
No.	-	冊	No.	-	冊	No.	-	冊	No.	-	冊
No.	-	冊	No.	-	冊	No.	-	冊	No.	-	冊

□他誌ご注文

	冊		冊

お名前	フリガナ　　　　　　　　　　　　　　　　　　　㊞	診療科
ご送付先	〒　　-　　　　　　　　　　　　　　　　　　　　　□自宅　　□お勤め先	
電話番号		□自宅□お勤め先

FAX 03-5689-8030 全日本病院出版会行

年　月　日

住 所 変 更 届 け

お 名 前	フリガナ	
お客様番号		毎回お送りしています封筒のお名前の右上に印字されております8ケタの番号をご記入下さい。
新お届け先	〒　　　　　　都 道 　　　　　　　府 県	
新電話番号	（　　　　　）	
変更日付	年　　月　　日より	月号より
旧お届け先	〒	

※ 年間購読を注文されております雑誌・書籍名に✓を付けて下さい。
- ☐ Monthly Book Orthopaedics （月刊誌）
- ☐ Monthly Book Derma. （月刊誌）
- ☐ 整形外科最小侵襲手術ジャーナル （季刊誌）
- ☐ Monthly Book Medical Rehabilitation （月刊誌）
- ☐ Monthly Book ENTONI （月刊誌）
- ☐ PEPARS （月刊誌）
- ☐ Monthly Book OCULISTA （月刊誌）

FAX 03-5689-8030

全日本病院出版会行

Monthly Book ENTONI バックナンバー

通常号⇒2,500 円＋税
※No.213 以前発行のバックナンバー,
　各目次等の詳しい内容は HP
　（www.zenniti.com）をご覧下さい.

次号予告

めまい・ふらつき
―QOL 向上をめざした診療―

No.256（2021 年 4 月号）

編集顧問：本庄　巖　京都大学名誉教授

編集主幹：小林　俊光　仙塩利府病院
　　　　　　　　　　　耳科手術センター長

　　　　　曾根　三千彦　名古屋大学教授

　　　　　香取　幸夫　東北大学教授

No.255　編集企画：
山田武千代　秋田大学教授

Monthly Book ENTONI No.255

2021 年 3 月 15 日発行（毎月 1 回 15 日発行）
定価は表紙に表示してあります.
Printed in Japan

発行者　末　定　広　光
発行所　株式会社　全日本病院出版会
〒 113-0033 東京都文京区本郷 3 丁目 16 番 4 号 7 階
電話（03）5689-5989　Fax（03）5689-8030
郵便振替口座 00160-9-58753

印刷・製本　三報社印刷株式会社　電話（03）3637-0005
広告取扱店　㈱日本医学広告社　電話（03）5226-2791

© ZEN・NIHONBYOIN・SHUPPANKAI, 2021